新人MRマニュアル

MRの未来を考える会

社内新書

2

はじめに

ＭＲは人気職種です。「医薬情報担当者」という肩書きで医療機関を訪問し、「医療のパートナー」として人の命に関わる仕事をします。それだけに、他の業種では例がないほど「導入教育」という長期間の研修が実施されています。

ＭＲの1年目は、とにかく大変です。「医療のパートナー」になるために医学・薬学の基礎を徹底的に学びます。そして、毎年12月に実施される「ＭＲ認定試験」の合格を目指します。並行して、自社製品の知識を多くの時間を割いて吸収することとなります。この自社製品の知識については、インプットだけでなくアウトプットのトレーニングも組み込まれます。

ＭＲに必要なことは知識だけではありません。先輩ＭＲに同行しての実地面での研修があり、ＭＲ業務の本質を学びます。ここでは、礼節などの社会人としての常識や人間力も養います。

ＭＲにはあらゆる能力が問われます。知識や人間性だけでなく、倫理観や向上心、体力、持久力など、最終的には総合力とバランスが重要です。しかし、もっとも必要なことは仕事に対する「熱意」と「誇り」です。

とにかくＭＲ1年目は、何事にも全力で取り組んでください。あれもこれも同時にこなしていくことは容易ではありません。苦しい時期もあるかもしれません。しかし、ＭＲという仕事に対する「情熱」を持ち続ければ、必ず真の「医療のパートナー」になれる時期が訪れます。

自分の成長を感じるようになると、ＭＲとしての「誇り」が芽生え、この仕事を選んで良かったと必ず思うはずです。

本書は、新人ＭＲにとって必携のハンドブックです。新人ＭＲにとって必須の知識、常識、心構えなどを、新人ＭＲの目線でまとめてあります。仕事に思い悩んだ時や、仕事に対する「情熱」が空回りしている時、本書を手にとってみてください。必ず答えが見つかります。

ＭＲほどやりがいを感じる仕事はありません。「仕事が楽しい」と感じるには、日々の努力が不可欠です。本書を活用してもらえれば、必ず仕事が楽しい、と感じるようになるはずです。

２０１２年11月

ＭＲの未来を考える会

目次

第3章 実地研修

第4章　初めての担当　79

第5章　新人MR実践ガイダンス　103

第6章 新人MRの医薬情報提供活動 131

第11章 MRであることの誇り 225

第1章　新人MR3つの疑問

1　新人ＭＲにもっとも必要なことは何ですか？

ズバリ、言葉使いや挨拶などの社会人としての一般常識です。

新人ＭＲがこれから接する多くの先生方が、そうおっしゃいます。裏を返せば、新人ＭＲに社会人としての一般常識に欠ける人が少なくないという現状があり、またこの業界に飛び込んできた新人ＭＲへの期待の表れでもあります。

たとえ体育会系の部活を経験していたとしても、先輩との年齢差はそれほど大きくなかったはずです。これからは、自分の親と同世代、あるいはそれ以上の方々とビジネスという社会でコミュニケーションを図っていかなければならないのです。

社内の人間関係は、さらに顕著な縦社会です。導入教育中は同期と席を並べる横社会ですが、赴任すると、初めて体感する正真正銘の縦社会に身を置くことになります。医療機関の先生方も、社内の上司や先輩ＭＲも、まず新人ＭＲに望むことは「社会人としての言葉使いときちんとした挨拶ができること」なのです。

挨拶の声が小さくて相手に届かなかった。その結果「挨拶もろくにできない」と叱られてしまった。そこで「挨拶を忘れたわけではないのに…」と考えるのは社会人のすることではありません。

社会人は結果がすべてです。声が小さくても、タイミングが悪かっただけでも、相手に届かなければ、挨拶を忘れたことと同じなのです。悪意や失念のあるなしは酌量してもらえません。

社会人としての一般常識とは、新人ＭＲの言動、立ち振る舞いなどの礼節だけではありません。服装や髪型、靴の汚れや爪の伸び具合に至るまで、新人ＭＲの「見た目」までも包括します。

クリニックの待合室で考え事をしていたために、患者さんに席を譲ることを忘れてしまった。うっかり病院駐車場で患者さんにクラクションを鳴らしてしまった。これだけでも十分に訪問禁止になり得ることです。

自分では些細なことと思っていても、相手が受け取った印象が絶対なのです。社会では「そんなつもりではなかった」では通りません。

些細なことで、それまで築き上げた信用を一瞬で失うことだってあります。たとえ新人MRであっても、自分の行動や言動には責任を持たなければなりません。

では、どうすれば、社会人としての良識ある行動がとれるのでしょうか？

簡単なことです。それは、人を思いやる気持ちを持つことです。常に真摯な姿勢で仕事に取り組むことです。

新人MRには「初々しさ」や「爽やかさ」という特権があります。真面目に一所懸命に仕事に取り組んでいれば、それが人には「誠実」と受け取られます。相手を思いやる気持ちがあれば、自然に挨拶ができるはずです。

コラム：1　今どき言葉と今どき表現に注意

多くの先生方は「今どき言葉」と「今どき表現」にウンザリしています。「もっとも許しがたい今どき言葉」と「避けるべき今どき表現」を挙げてみます。明らかに使い方が間違っているものも含みます。

【もっとも許しがたい今どき言葉】
ウザい、ヤバイ、ハンパない、ありえない、〜的、メチャ、〜みたいな、やっぱ、むりー、〜ってゆーか、〜って感じ、マジっすか、ぶっちゃけ

どうでしょうか？　当然ＭＲ活動で使うはずもない言葉ですが、緊張が緩むと思わず口にしていませんか？

【避けるべき「今どき表現」】

「私的には問題ないと思います」

「ご依頼の文献のほうをお持ちしました」

「来週の木曜日とかご予定ありますでしょうか?」

「よろしいですかぁ〜」「ですからぁ〜」


このような表現は無意識のうちに使っているのではないでしょうか?

「口ぐせ」は無意識に出るものです。無意識が怖いのです。


先生は「今どき言葉」「今どき表現」を非常に不愉快に感じています。許しがたいと思っています。MRの説明を真剣に聞いてあげようとしているにもかかわらず「今どき表現」をされると、表現が気になって集中できないのです。

先生はMRに知識だけでなく、礼節や品格も求めているのです。もしMRに「マジっすか?」とか「先生それはありえないです」と言われたら、即刻出入り禁止にしたいくらい腹立たしいものなのです。

言葉使い、服装、髪型など、自分の「外見」が先生にどう受けとめられているか、先生の立場で考えてください。

MRが扱うものは人の生命に関わる医薬品です。「MRの品格」を十分に意識してください。

先輩MRも使う口ぐせ

「いや、先生のご指摘どおりです」　↓（肯定するのに「いや」は要らない）

「ですから、来週伺いたいと思います」　↓（ですから＝まだ分からないのですか）

「午前中に会社を出（ら）れます」　↓（ら抜きことばを嫌う先生も多いです）

「来週なんかいかがでしょう」　↓（軽視していると解釈されます）

2 文系出身者は不利でしょうか？

ＭＲ認定試験だけを考えるならば、理系出身者は文系出身者より有利です。薬学出身者は、受験科目も考えて圧倒的に有利です。

しかし、３年後を考えると、有利・不利はかなりなくなってきます。なぜならば、本人の仕事に取り組む熱意次第で、スタート時点の差が縮まってくるからです。

日本のＭＲの約60％超が、文系出身者です。確かに導入教育期間中に文系出身者は「どうも畑違いの職場に来てしまった」と思う人が多いようです。しかし、出身学部という要素よりも、入社以降の向学心の方が圧倒的にＭＲとしての成長に大きく影響を与えます。

学生時代の勉強と、仕事として取り組む勉強はまったく違います。「医療のパートナー」として自分をレベルアップさせようとする意欲で取り組む勉強は凄まじいものです。いわゆる「プロ意識」です。

導入教育終了後、新人MRは実地研修、担当を持ったMR活動へ進みます。この日々のMR活動こそが、自分を向上させる勉強の場なのです。接する先生方や先輩MRが講師でもあり、教材はそこかしこにたくさんあるはずです。いつも疑問を持ち、わからないことをわからないままにしないこと、これが自分を成長させる早道です。

ただ漫然と得意先を廻っている人と、常に新しい知識を吸収しようとしている向上心の強い人では、あっという間に差がつきます。3年も経てば、「文系出身が不利だ」という不安なんて、向上心に比べたら、取るに足らないことだと気づくことになるでしょう。

教育学には「喉が渇かない馬」の理論があります。喉が渇いていない馬に無理矢理に水桶を持っていっても、馬は水を飲みません。この場合、「馬の喉が渇くまで待つ」しかありません。

では、どうしたら「喉が渇く」でしょうか？　それは、飲みたいという思いを起こさせることです。

勉強も同じです。日常のＭＲ活動で、「なぜだろう？」とか「どういう意味だろう？」というように、いつも知識に飢えている自分を作ることによって向上心が生まれます。

誰しも人から押しつけられたカリキュラムを嫌々ながらこなすより、自発的に学ぶ方が頭に入るものです。

出身学部のことを気にするより、いつも知識の吸収に貪欲な自分を作ることです。仕事が楽しいと思えるようになると、どんどん知識に飢えてきます。会社にも、また医療機関にも、教材はたくさん溢れています。

こんな環境で仕事ができるＭＲは恵まれていると思いませんか？

3　MRの仕事は営業でしょうか？

かつてMRは「プロパー」と呼ばれていました。しかし、活動内容や過剰な販売活動が問題視され、心機一転「医薬情報担当者＝MR」となり、学術面での活動に専念することになりました。

MRの業務は医薬情報の提供、収集、伝達とされています。また、自社品の普及という使命もあります。もしMRの仕事が営業ではないとするならば、これらの業務はすべてインターネットやメールで事が足りるはずです。

最近では、自社品を普及する手法として、インターネットを利用したe－ディテールもあります。しかし、どうしても医療にはMRという存在が不可欠なのです。

副作用がまったくない医薬品は存在しません。患者さんの病態は一人ひとり違います。その患者さんに対する治療は、当然画一的ではありません。医薬品の適正使用のためには、「医療のパートナー」として、MRの営業活動が必要なのです。

ＭＲの人件費が医療費の一部であるという考え方もあります。しかし、ＭＲが品格ある行動で社会貢献を果たしているならば、医療費の一部とされても何ら問題はありません。

ところで、ＭＲも企業という組織の一員です。であれば、ＭＲに販売計画があることは当然のことです。自社品の普及により会社が成り立ち、次の新薬開発に投資することができます。

ただし、ここで問題になるのは過剰な販売活動です。極論をいうと、患者さんのことを考えない販売活動です。これは許されることではありません。これでは、ＭＲの社会的使命を忘れています。

ＭＲは営業活動によって「医療のパートナー」を担います。それは決して容易なことではありません。膨大な知識の習得と、これを伝えるコミュニケーション能力が必要です。さらに重要なことは「社会貢献を意識したＭＲの品格」を保つことです。高い理念と倫理観を持ち、ＭＲの営業活動により「医療のパートナー」になることを目指してください。

第2章　MRのベーシックマナー

1　マナー以前に大事なこと――時間厳守

ベーシックマナー以前に大事なことがあります。それは時間を厳守することです。学生時代とは比較にならないほど、社会人の時間に対する概念は厳しいと考えてください。

社内会議の場合、開始時刻までに着席しておけばよい、と思ったら大間違いです。会議室の準備だけでなく、議題で指摘を受けると思われる資料・データにまで目を通しておくのが当たり前なのです。

得意先とのアポイントに遅刻することは、もはや言語道断です。道路の渋滞や公共交通機関の遅延など、一切理由になりません。先生と約束した時刻は、これらの不測の事態が起こっても到着できる時間的な余裕を持っておくことが当たり前です。

この「当たり前」の感覚が、学生時代とはまったく厳しさの違うものであることを認識してください。根本から意識を変えなくてはなりません。

たった1回の遅刻で、これまで築き上げた信用をすべて失うこともあります。先輩MRはその「怖さ」を知っているからこそ、絶対に遅刻はしません。「時間厳守」できないことは、人格まで否定されても当然のことなのです。それだけ時間には厳しくなければならないことを、肝に銘じてください。

先輩MRは、「新人は一番早く出社して当たり前」、「待ち合わせでは、新人が先輩より遅く到着してはいけない」という環境で育ってきました。このような先輩方にとって、「遅刻」はありえないことなのです。

2　お辞儀の基本と使い分け

一般的なビジネスモデルのお辞儀は3つのパターンがあります（①〜③）。

①会釈（草礼）…傾きは15度

医局の廊下ですれ違う時、MRが歩いている時、また先生が歩いている時も使います。こういう場合は、深く一礼するより自然に見えます。

②中礼（行礼）…傾きは30度

中礼は挨拶のお辞儀です。訪問してドアを開けた時のお辞儀、また、講演会などで先生をお迎えした最初のお辞儀で使います。

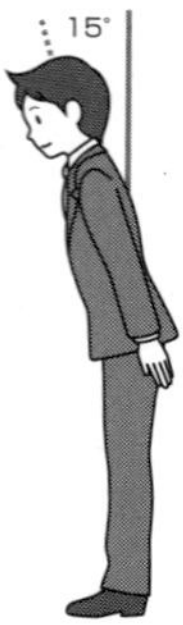

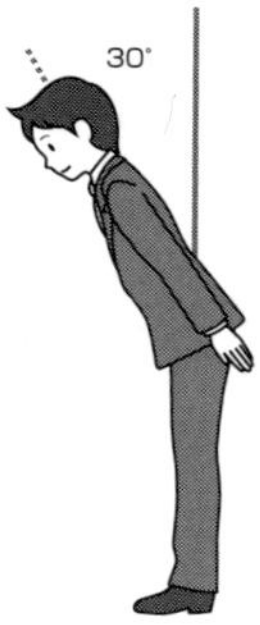

③敬礼（真礼）…傾きは45度

謝意を表すお辞儀。御礼だけでなく、お詫びの際にも敬礼が使われます。先生との面談を終えて診察室から出る場合、お時間をいただいた御礼の意で敬礼します。

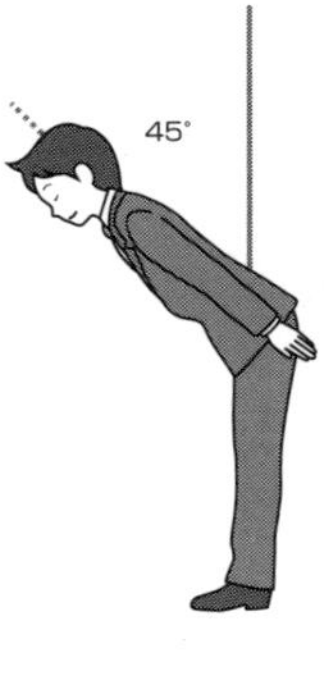

【3つのお辞儀に共通していえること】

・背筋を伸ばして軽くあごを引き、頭の先から腰までの直線を保ちます。
・足は開きませんが、つま先は少し開かないと不自然です。
・上体を倒す場合の倍の時間をかけて上体を起こします。敬礼は1秒以上かけて上体を倒し、2秒以上かけて上体を起こします。
・相手の目を見てお辞儀を始め、相手の目を見て終えます。

敬礼の場合は「よろしくお願いします」などと声をかけてお辞儀をする「語先後礼」が原則です。しかし、会釈は時間の余裕がないのでお辞儀と同時に声を発します。

④目礼…傾きは10度

軽く頭を下げて視線を下に向けることが目礼です。病院の廊下でお世話になっている先生とすれ違う時、エレベーターの中で偶然出会った時、先生の立場で考えてみてください。MRから「いつもお世話になっております」と深々頭を下げられたらどうでしょう。周りに人（特に患者さん）がいなければともかく、非常に気まずいですよね。空気を読めないMRはもっとも嫌われます。

また、先生方が打ち合わせをされている時も同じです。相手の領域に入り込んではならない場合、謙虚に挨拶をすることが目礼です。

3 名刺の出し方、受け取り方

■名刺を切らすことは絶対に許されない

どんな理由があろうとも「名刺を忘れました」という事態は絶対に許されません。相手に「こんな失礼なヤツとは、以後絶対に会わないぞ」と思われても仕方ありません。

名刺入れには常に最低でも20枚以上、MRの鞄には箱入れで100枚、さらに車の中にも予備を置いておくべきです。

特に注意しなくてはならないシチュエーションは、大きな病院の総合医局や初めて訪問する卸さんです。あっという間に数十枚がなくなります。

■名刺入れも見られている

新人MRは、なるべくオーソドックスなものを使いましょう。できるだけブランド品は避けるべきです。男性用の基本は黒色、女性用はカラフルなものもありますが、なるべく地味なものをおすすめします。

先生も卸のMSさん（卸の営業担当：Marketing Specialist）も、名刺入れまで見ています。就職祝いで非常に高価なブランド品を贈られた場合もあるでしょうが、これは1年経って様子がわかってきた頃に使うか使わないかを判断するという考えはどうでしょうか。

■名刺の渡し方

名刺の渡し方を、順を追って説明します。

先生への挨拶

①クリニックの診察室で挨拶をする場合、ドアを開けて名刺を差し出すまでに少し時間が空いてしまいます。まず、社名と氏名（姓）を簡単に伝え、挨拶の許可をいただきます。

②先生に近づき、鞄を置いて両手を空けた状態で名刺入れから名刺を出します。名刺を相手に向けて、両手で手前の角を持ち、両脇をしめて差し出します。この際指が文字にか

からないようにしてください。

右手だけで渡すというやり方もありますが、両手で渡すことが基本です。また、名刺を持つ指以外の指で名刺入れを下で挟みながら渡すこともあります。

③差し出す際に、改めて社名、氏名を名乗ります。所属まで名乗るのか、フルネームで名乗るのかは、状況によります。

④名乗った後に、「(どうぞ) よろしくお願い致します」と心をこめて伝えます。

⑤もし先生からも名刺をいただくことになったら、必ず両手で受け取り「ありがとうございます」と感謝の言葉を添えます。

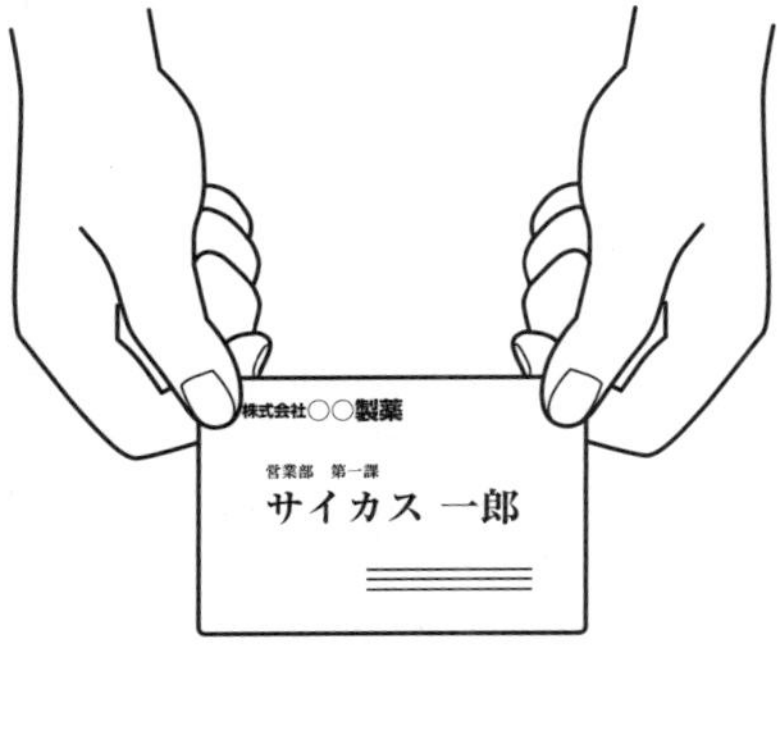

⑥先生によっては、名刺に日付を記入されることもあります。この後、出身地や出身学部を問われることも多くあります。

卸のMSさんへの挨拶

卸のMSさんとは「名刺交換」が原則です。名刺交換は目下から先に名刺を差し出すのが礼儀です。しかし、朝の卸ではMSさんが受発注と外勤の準備で忙しく動き回っています。卸での名刺交換は、とにかく「機敏さ」が必要です。ボヤボヤしていると、先にMSさんから名刺をいただくことになってしまいます。

MSさんは営業の先輩です。したがって、マナーに関しては新人MRを見る目もおのずと厳しくなります。ここでは、一般的な卸のMSさんとの名刺交換の例を挙げます。

①まず、MSさんにご挨拶したい旨を伝えます。

（通常、MSさんはここですぐに席から立ちます）

②すぐに名刺入れから名刺を出して名刺交換をします。必ず新人MRから社名と氏名を名乗りながら、「よろしくお願い致します」と先に差し出します。MSさんが同時に差し出した場合は、中間くらいまで両手で差し出し、新人MRの名刺はMSさんの左手に乗るように渡します。

③MSさんの名刺は必ず両手で受け取り、「ありがとうございます」と言葉を添えます。

会議室で名刺交換する場合

新人MRにとって、このようなシチュエーションはまれです。もしあるとするならば、卸の会議室で複数が顔合わせをする場合が想定されます。

基本的にはMSさんとの名刺交換と同じですが、名刺を受け取った後に特別のルールがあります。この場合、いただいた名刺をすぐにしまってはいけません。相手が一人ならば名刺入れの上に置いておきます。相手が複数であるならば、相手が座っている順序で名刺を並べておくことが基本です。

また、相手が支店長と営業所長と担当者で、こちらも同じ態勢であれば、まず当方の支店長が先方の支店長と名刺交換し、次に当方の支店長が先方の営業所長と、その間に当方の営業所長が先方の支店長と、というように順次進んでいき、担当者間の名刺交換は最後になります。

4 電話応対の基本

ここでは、ビジネスシーンの基本的な電話応対（受信）を示します。

■社外からの電話の応対

①コール3回以内に電話をとる

社内で真っ先に電話をとるのは新人の役目です。最初は誰しもドキドキするものです。しかし、積極的に電話をとらないと、いつまで経っても慣れません。いつまでも電話が鳴っていると「おい新人君、早く電話に出ろよ！」と先輩MRから声が飛んできます。

②電話を受けたら、まず名乗る

一般的には、「○○製薬△△支店でございます」と応えます。会社によっては、冒頭に「いつもお世話になっております」を添えたり、電話を受けた人の名前を名乗る場合もあります。これは、それぞれの会社の文化やしきたりがあり、一概にどれが正しいとはいえません。まず先輩MRの応対に倣うか、直接応対の仕方を聞いてみることです。

③電話の傍には必ず大きめのメモ用紙を置いておく

相手の名前、社名、伝言などは、必ずメモをとる習慣をつけましょう。聴き取った相手の名前が不確かの場合には「○○薬品の山本様でございますね」と復唱します。もし社名だけの場合には「○○薬品様でございますね」と社名に様をつけます。

もし、相手の名前を聴き取れなかった場合は、「恐れ入ります。もう一度お名前をお聞かせいただけますでしょうか」と丁寧にお願いします。「お名前頂戴できますでしょうか」と聞く人がいますが、これは間違いです。一見丁寧な表現に思えますが、「頂戴」はもらうことです。名前は、あげたりもらったりするものではありません。

④電話の取り次ぎ

「少々お待ちください」あるいは「今おつなぎ致します」と取り次ぐ旨を伝え、指名された人につなぎます。

指名された人が不在の場合は、まず「申し訳ございません。あいにく○○は外出（席空き、会議中など）しております」とお詫びを伝えます。指名された人が上司であっても、同じ組織の人間であれば姓のみで、役職や敬称はつけません。

ここから先は、様々なケースがあります。

◎帰社する時間を問われる…余裕を持った時刻を伝えます。

◎どちらが先に連絡するか…原則、不在にした方から連絡します。

↓「戻りましたら、こちらからお電話いたしましょうか」

◎伝言を頼まれる…正確にメモをとり、「承りました」と伝えます。できるだけ内容は復唱するようにします。「○○が承りました」と伝えれば、なお丁寧です。伝言メモにも自分の名前を必ず書いておきましょう。

⑤電話を切る

電話をかけてきた方が先に切ります。かかってきた電話であるにもかかわらず相手の用件が終わる前に、自分の都合で切ってしまうと、相手は何のために電話をしたのかわかりません。逆に、切る場合には、相手はこちらが切るのを待っていることを考え、こちらから電話を切ろうとする配慮が必要です。

■社内からの電話の応対

社内からの電話の場合、指定された人が不在の場合にはきちんと役職をつけ、「○○課長は外出されております」と伝えます。

社内の電話でありがちなことは、相手が部署名を名乗らないことです。新人MRにとっては、どこの誰だかわかりません。配属されてしばらくは、社内の電話番号簿や組織表をいつも手元に置いておくことを薦めます。

また、取り次ぐ場合にも、「○○課長、大阪支店の山本さんからお電話がございました」ではダメです。山本さんの役職まで調べておくべきです。

「大阪支店の山本さんって、山本支店長だぞ！　せめて全国の支店長の名前くらい覚えておきたまえ」と叱られてしまいます。

5　身だしなみ（新人MRのドレスコード）

なぜ就活ではリクルートスーツを着るのでしょうか？

それは、相手（採用担当者）に好印象を持ってもらうためですよね。

ということは、日本のビジネスシーンでは「紺色系かダークグレーのスーツに白いワイシャツと無難なネクタイを締めて短めの髪型が相手に受け入れられる」と、就活している学生は認識しているということです。ならば、新人MRは最低1年間、同じスタンスで臨みましょう。

もっと個性を出したいという気持ちはあるでしょう。しかし、業界の常識がわかるまでは、自己主張を控えるべきです。これから接する多くの先生方やMSさん、もちろん社内の上司や先輩も含め、複数の方があなたの「身だしなみ」にNGを出すならば、あなたはプロフェッショナルではありません。「常識がない」と言われても、反論できません。

そして、もっとも大事なことは「人の生命にかかわる医薬品を扱う仕事」であることの自覚です。ＭＲは、まず清潔感が大前提の品位ある「身だしなみ」でなくてはなりません。どんなに製品知識が豊富でコミュニケーション能力があっても、身だしなみで先生の心象を害しては聞く耳を持ってもらえません。

『人は見た目が９割』というベストセラーがありました。服装、髪型など、自分の「見た目」がどう受け止められているか、先生の立場で考えてください。


身だしなみについて、会社のドレスコードがある場合は当然これに従いますが、無い場合は次の内容を参考にしてください。


【男性新人ＭＲ】

スーツ：基本はダークスーツです。ストライプは派手なものでなければ可。二つ釦、三つ釦は問われません。ジャケット＆パンツは絶対にＮＧです。

体型に合ったものを選びます。ノータックのスリムスーツは問題ありませんが、長時間運転しても苦しくならないものがよいでしょう。毎日同じスーツを着用していると、すぐ型崩れしてしまいます。着回しすると、長持ちするものです。

シャツ：基本は白です。派手な色、ストライプ、チェックを避け無難なものを選びます。クレリックやボタンダウンの着用は、上司や先輩の意見を聞いてからの方が無難です。

ネクタイ：色や柄は控えめに。何より大事なことは、常にきちんと締めていることです。ネクタイをだらしなく緩めていると、中身までいい加減な人に見えます。結び方はプレーンノットが基本です。

靴：基本は黒色。紐靴の方が正装ではありますが、診療所でスリッパに履き替えることが多いので、紐靴でない先輩MRも多いです。

【女性新人ＭＲ】

スーツ：色のバリエーションは男性ＭＲより許容範囲が広いですが、無難な型を選びます。華美なデザインはＮＧです。パンツスーツは可。特に注意すべきはスカートの丈です。膝より短くならないように気をつけてください。スリット入りも厳禁です。担当先の社内外の先輩女性ＭＲの服装も参考にするとよいでしょう。

インナー：色は白や淡いものが無難です。華美なデザインやカジュアルなものはＮＧです。下着が見えたり、透けたりしないように気をつけてください。

靴：女性ＭＲが注意すべきことは、靴音が響かない靴を履くことです。ヒールが高いものや細すぎるものはもってのほか。訪問するのは、医療機関です。静粛を保たなくてはならないエリアで、ＭＲの靴音が響いたらどうなるでしょうか？　色、型以上に靴音に配慮が必要です。

髪型：女性ＭＲの髪型に関する線引きは難しいです。しかし、説明会などでパソコンのキーを押すたびに前髪が落ちる光景は誰もが不快に感じます。また、髪の毛を触ることもやめましょう。髪はまとめた方が無難です。

ヘアカラーは程度にもよりますが、新人女性ＭＲは慎むべきです。訪問するのは、医療機関です。

アクセサリー：シンプルで無難なものにとどめましょう。

ネイル：本来の爪の色に近いものであれば許容範囲です。

会社からＭＲ用の鞄の支給があるのであれば、新人ＭＲは必ずこれを使用します。特に支給や規定がなければ、先輩ＭＲの意見を聞いてください。鞄の中には多くの資材が入ります。機能性を重視して選びます。

男性新人MRも女性新人MRも、服装や髪型などで自己表現しようと考えないでください。これは没個性ではありません。

新人MRには「初々しさ」や「爽やかさ」という特権があります。華美な服装や派手さを求めると、この特権は効力を失うどころか不自然に見えてしまいます。

MRは人の生命に関わる仕事に就いています。この自覚を絶対に忘れないでください。

コラム：2　人は見た目が9割

以前に『人は見た目が9割』というタイトルの本がベストセラーになりました。この本は、口はうまいが信用できない人と、無口でも説得力にあふれた人の差はどこにあるのかなど、言葉以外の膨大な情報が持つ意味を考えるというものでした。

アメリカの心理学者であるアルバート・メラビアンが唱えた「メラビアンの法則」があります。

これは、話し手が聞き手に与えるインパクトには3つの要素があり、それぞれの影響力を測定した結果を具体的な数値にしたものです。

実際のMR活動で「見た目」が先生に与えるインパクトがこれほど大きいものかと疑問はありますが、外見・表情・しぐさ・視線がいに重要かを再認識する必要はあると思います。

どこの製薬企業も、新規納入軒数は新人MRが多いようです。これは「初々しい」好印象に後押しされた結果です。服装、挨拶、笑顔は大事ですね！

聞き手に与えるインパクト

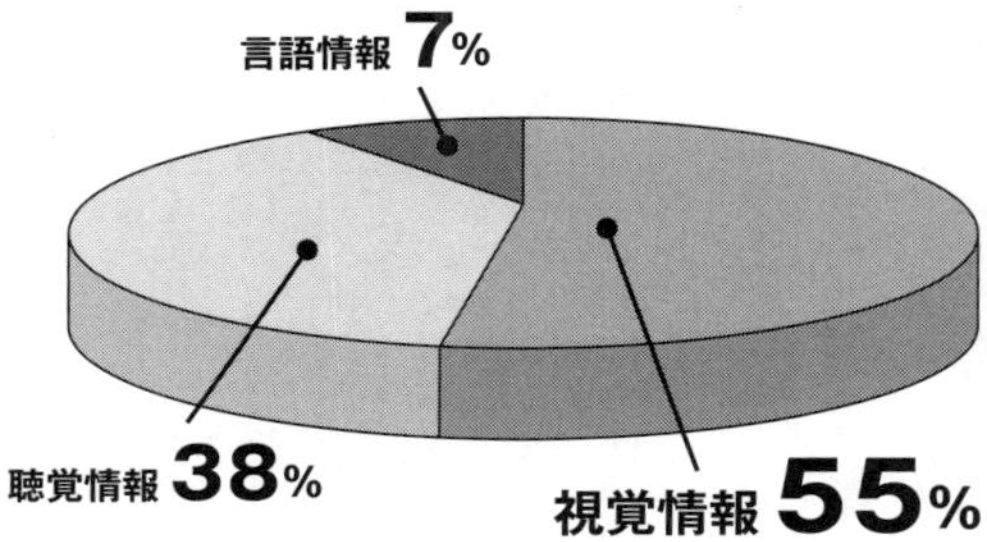

6　エレベーター、車内、応接室でのマナー

【医療機関のエレベーター】

ＭＲが医療機関を訪問している場合、通常低層階ではエレベーターを使用しません。エレベーターは、まず患者さんのために、次に医療従事者の方々のためにあるものです。混雑の度合いにかかわらず、安易にエレベーターを使用すると注意を受けることもあります。

高層階に行く場合、説明会などで大きな荷物がある場合はやむをえずエレベーターを使用する場合がありますが、あくまで患者さんが優先であることを忘れてはなりません。途中の階でストレッチャー（車輪がついた移動用担架）が入ってきたら、気を利かせて降ります。

【社内のエレベーター】

操作係は新人の仕事です。途中階から乗り込んだ際は、目上の方に「代わります」と声

をかけて、操作盤の前に立ちます。扉の開閉も新人の役割です。
もし、新人も含めて同時に乗り込む場合は、立ち位置は下の図のとおりになります。

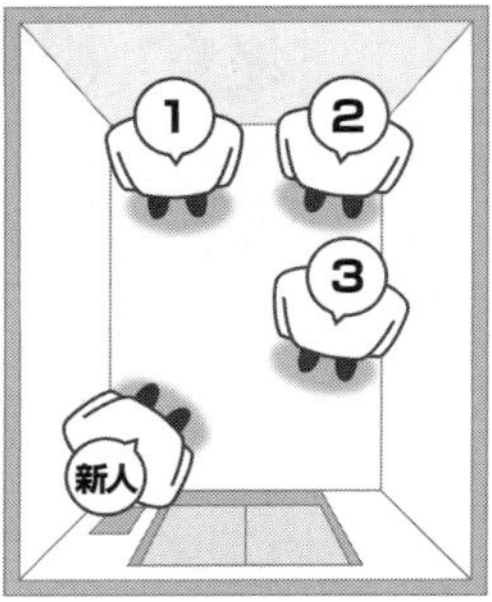

①→②→③　の順で　上位→下位

【車内】

営業所長との同行は頻繁にあると思いますが、支店長を含めた複数の上司と車に乗り込む場合があります。通常は、もっとも下位である者（新人ＭＲ）が運転を務めますが、運転が不慣れである場合は、営業所長自身が運転する場合もあります。この場合は新人ＭＲが助手席に座ります。

自家用車の場合とタクシーの場合の席次の例を次のページに示します。

車の席次では、ハンドルが左右どちらでも、右を上位と考えます。

もっとも上位の方は運転席の後ろになります。しかし、乗り降りが不便であるため、あ

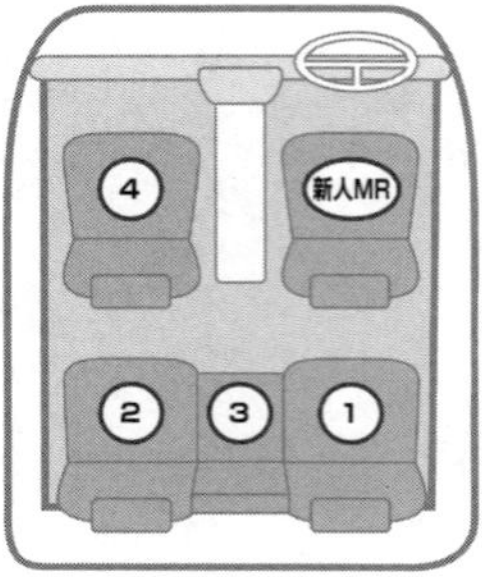

自家用車

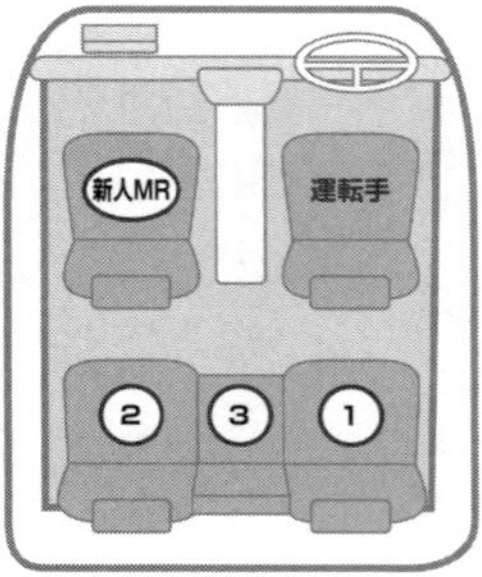

タクシー

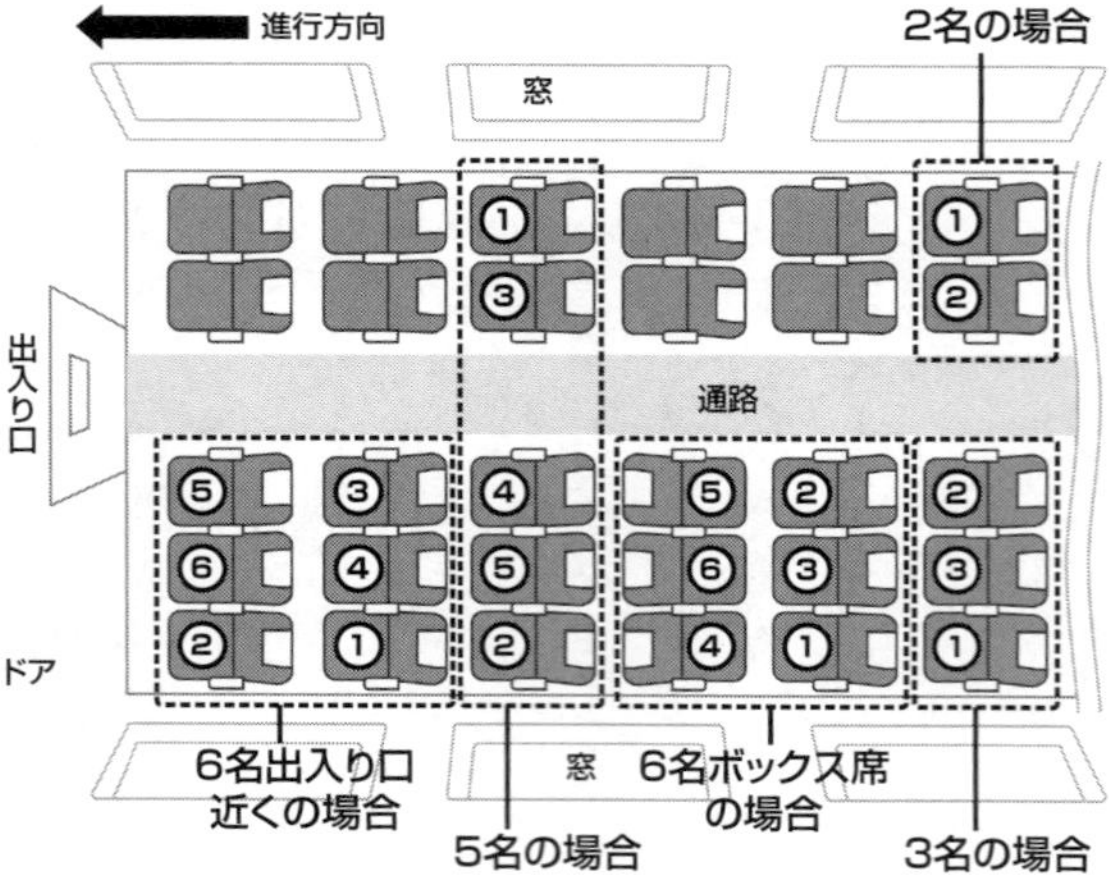

新幹線

①→②→③→④→⑤→⑥　の順で　上位→下位

えてドア側に座りたいとおっしゃる方もいます。その場合は、意向を汲んで臨機応変に対応します。

席次以前に重要なことがあります。それは、常に車をキレイにしておくことです。後部座席に資材が散乱していたりホコリをかぶっていたら、席次どころではありません。いつ同行を言われるかわからないので、車の中は常に整理整頓しておきましょう。

また、新幹線の席次は前ページの下図のようになります。新人MRの場合、上位者と新幹線に同乗することはまれだと思いますが、知っていて損はありません。

【応接室】

支店長や営業所長と卸に行くと応接室に通される場合があります。この場合、まず「どうぞお座りください」と促されるまで座ることはできません。また、自分がどこに座ればよいのか迷っていると常識を疑われます。

応接室の入り口から遠い方が上位者となります。この場合、卸から見ると当方は客となるので、３人席のソファーに座ります。営業所長と新人ＭＲであれば③の席に、当方が支店長・営業所長と新人ＭＲの３人であれば、新人ＭＲは③の席に着席を促されて座ります。

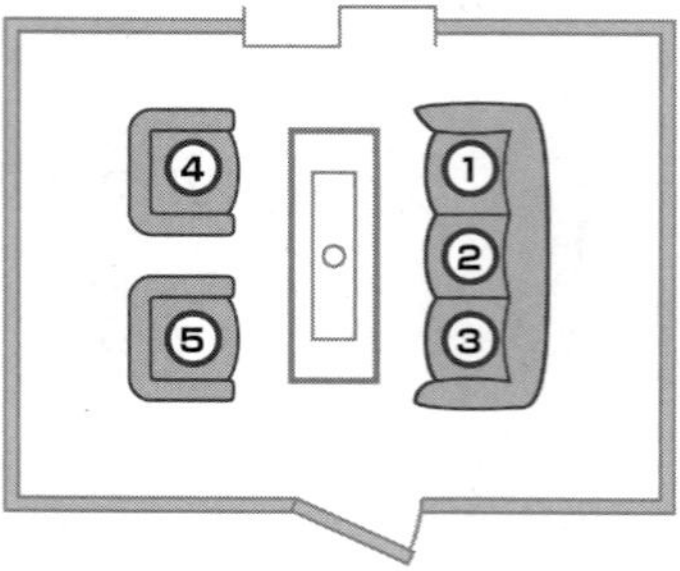

①→②→③→④→⑤　の順で　上位→下位

7 会議に臨む姿勢

ここでは、社内の会議に出席する場合に、新人がマナーの観点からどういう姿勢で臨むべきかを紹介します。

社内の会議といっても支店全体が集まる会議、営業所の会議、チームの会議と、頻度や形態はさまざまです。しかし、どの会議であっても、準備と後片付けは新人の役割です。会議運営のサポートをするという意識を持って出席してください。

会議こそが新人の「気働き」を問われる場となります。ボーッとしている間に先に先輩MRが動いてしまうと、「今年の新人は気が利かないねぇ」と言われてしまいます。

【会議の準備】

パソコンやプロジェクター・レーザーポインターなどの機器、会議資料など、上司の指示をもらい準備し、誰よりも早く会議室に到着します。会議室では機器のセッティング、照明や空調の調節をします。

【会議中】

上司に書記を務める必要があるかを一応確認します。書記は決して雑用ではなく、会議のポイントをまとめて後で出席者にフィードバックするという重要な役割なので、あえて先輩MRが担当することが多いようです。

特に受け持ちの役割がなければ、会議の内容を吸収しようとする姿勢でメモをとり、もし意見を求められたら率直に答えるべきです。

【会議終了後】

機器を片付け、使用した机やホワイトボードを「原状復帰」し、退室します。

■新しい会議スタイル

少人数の会議では必ずしも上位者が上座に座って議事進行するのではなく、あえて指名された司会が進行役に徹する進め方が望ましいとされています。この進行役をファシリテーターといいます。

会議は全員が発言しないと意味がありません。極端に発言の多い人と少ない人がいてはディスカッションになりません。座席についても、あえて上位者と下位者の席を作らず、囲み型式でディスカッションすることが望ましいとされています。

会議の目的は「情報共有」と「合意」です。出席者が一人でも冷めていたら、会議になりません。

コラム：3　ＯＪＴとOff ＪＴ

新人が先輩ＭＲ（あるいは営業所長）に同行して実地研修することをＯＪＴ（On the job training）といいます。ＭＲの成長には欠かせない実践教育です。営業所長の目線から見れば、もっとも重要な人材育成の場なのです。

ＯＪＴとともに重視されているのが会議であり、これをOff ＪＴ（Off the job training）といいます。会議では先輩ＭＲが多くの成功例を持ち寄り、なぜうまくいったのかポイントを出席者全員で共有します。失敗例・うまくいっていない例も積極的に会議の場で挙げ、何が原因なのか、プロセスを検証して今後の打開策を皆でディスカッションします。

ＯＪＴとOff ＪＴの両輪がＭＲの成長に大きな役割を果たします。会議はＭＲが成長する場であることを認識してください。

8 社内での新人MRのスタンス

■新人MRの気配り

新人MRには、マナーでもルールでもない日常業務での「気配り」が必要です。たとえば、エレベーターの中で先輩MRが両手に荷物を持っていたら、「私も持ちましょう」と声をかける。この当たり前のことができないと、新人MRの常識が問われます。

さりげなく人を思いやる行為ができること、ぜひ心がけてください。

■報・連・相

上司と部下のコミュニケーションには、「報告」「連絡」「相談」が必須といわれています。新人MRであれば、なおさらです。日々のMR活動をマメに「報・連・相」する習慣をつけましょう。組織の中で、部下のミスは上司のミスでもあります。大事なことを「聞いていなかった」と上司に言わせないようにしてください。

■弁解や言い訳をしない

遅刻をしてしまった時、書類の提出を忘れてしまった時、起こってしまったことは仕方ありませんが、とにかく弁解しないことです。弁解・言い訳は、聞いている人にとって非常に不愉快です。

社会人は結果がすべてです。起こった事象に責任を持つ潔さが必要です。

新人MRはどこからも歓待されます。新人MRは「初々しさ」や「清々しさ」というアドバンテージを持っているのです。社内でも医療機関でも、気配りができることによって仕事が楽しくできるようになります。

第3章　実地研修

1 実地研修の心構え

導入教育の前半は、ほとんど座学やグループワークです。知識の習得が目的とされ、MR業務について説明はあるものの、話を聞くだけではピンとこないはずです。これは実際に体験しなければわかりません。

MR活動の実践を学ぶことが「実地研修」です。MRに必要なことは知識だけではありません。先輩MRと同行してもらい、実地面での教育によってMR業務の本質を学びます。ここでは、礼節などの社会人としての常識や人間力も養います。

この実地研修は、後のMRとしての成長に大きく影響を与えます。にもかかわらず、漫然と実地研修に臨んでしまっては、自分の成長の機会を放棄することになります。また、何よりも時間を割いてくれる先輩MRに対してとても失礼なことです。

新人ＭＲの実地研修のようなチャンスは、もう二度とありません。これだけ集中して多くの先輩ＭＲから学び取る機会は、後にも先にもこの時期だけなのです。これは後からしみじみわかることです。

何より大事なことは、真摯な姿勢で貪欲に多くことを吸収する姿勢です。実地研修により、それまで座学やグループワークで学んだ知識の重要性がわかり、また知識だけではＭＲは務まらないことも思い知らされるでしょう。

実地研修を「自分を大きく成長させる研修会場」だと思えば、ワクワクしながら臨めるはずです。

2 実地研修5つの常識

■非常識は絶対に許されない

実地研修は、実践教育によってMRの本質を学ぶ場です。何も臆することはなく、自然体で「学ぼう」という姿勢があれば十分です。製品知識を試されることもありますが、先輩MRも、また相手をしていただける先生も研修中であることは十分に認識しています。

しかし、新人MRとはいっても絶対に許されないことがあります。それは言葉使いや挨拶など、社会人としての一般常識に欠けることです。社会人としての一般常識とは、新人MRの言動、立ち振る舞いなどの礼節だけではありません。服装や髪型、靴の汚れや爪の伸び具合に至るまで、新人MRの「見た目」までも含まれます。

実地研修で、もし新人MRが実地研修で先生に不快な思いをさせてしまった場合、新人MRではなく先輩MRの信用が損なわれます。新人MRらしく清々しい服装や髪型にできなければ、実地研修に行く資格はありません。

■ヘトヘトに疲れて当たり前

いつもと勝手が違う先輩MRも大変ですが、新人MRはもっと大変です。実地研修は、ヘトヘトになるほど疲れるものです。それは、人のペースで動くからです。同行していると、これからどこの病院を訪問してどの先生にお会いするのか、先が見えません。実地研修は、終始先輩MRのペースで進みます。どのタイミングでトイレに行かせてもらおうか、いつ昼食になるのか、今日は何時まで廻るのだろうか、すべて先輩MR次第です。

これは我慢するしかありません。実地研修とはそういうものです。割り切るしかありません。毎日ヘトヘトに疲れて当たり前です。

しかし、実地研修では得るものは、計り知れなく大きいものです。先輩MRは新人MRのために、貴重な時間を割いて同行してくれているのです。どんなにつらくても、先輩MRの車の中でウトウトしないよう、緊張感を持って臨んでください。

■先輩MRは十人十色

昨日同行してもらった先輩には「気配りが足りない」と指摘されました。しかし、今日同行してもらった先輩には「気を使いすぎる」と言われました。どちらが正しいんだ！と叫びたくなりますよね。

先輩MRによって言われることが違う、ということはよくあります。実地研修に限ったことではなく、赴任後の日常においてもありえることです。この受け止め方によっては、新人MRの社会性が問われます。

新人MRは、日々多くの人から指導を受けます。そのすべてに整合性がとれていることは、まずありません。正しい正しくないの問題ではありません。このような場合に「私はどうすればいいんだ」とネガティブ思考でとらえるのは大人気ないと思いませんか？

先輩MRは十人十色です。価値観も思考もいろいろです。しかし、新人MRに対してよかれと思って指導していることだけは共通しています。先輩MRによって言っていることが違うのは、ほとんどが枝葉末節か、あるいは主観が強く入ることです。

割り切るのでもなく、聞き流すのでもなく、「ものさし」は人それぞれであることを認識してください。

■実地研修で評価はされない

実地研修は「教育」の場であり、新人MRの「評価」の場ではありません。ただし、社会人として常識が欠落していてあまりに目に余るような場合は、配属先の上長まで報告が及ぶ場合があります。

しかし、先輩MRから指導を受けたことが人事考課につながることはありえません。まだ考課される以前の段階なのです。

実地研修では必ず報告書が存在します。フォームはいろいろですが、同行者と被同行者、訪問先、先輩MRの所感や指導事項、これに新人MRの感想などが加わった記入項目となります。この先輩MRの指導内容こそが「教育」であり、評価になることはありません。

■自分のための実地研修

何のための実地研修かを考えてみてください。新人MRがMR活動の実践を学ぶ機会です。学ぼうという気持ちがなければ、実地研修の意義がありません。先輩MRから、お会いした先生から、卸のMSさんから、多くの人に多くのことを学んでください。

実際に臨床に基づいた先生の話は、座学で学習した知識よりはるかに身になります。ただ先輩MRの後をついていくだけでは、せっかくの機会がもったいないです。

常に疑問を持ってください！　どんどん先輩MRに聞いてください！

「あの状況ではどういう学術資材が適しているのですか？」

「あの時先生がおっしゃった用語を教えてください」

「先輩が紹介されたシンポジウムを詳しく教えてください」

「この新規採用の決め手は何だったのですか？」

人は誰でも教えを請われて悪い気はしません。先輩MRから多くのことを吸収してください。それが実地研修です。自分のための実地研修です。

3 記録と報告書――とにかくメモる

実地研修では必ず報告書が存在し、新人ＭＲの所感も記入します。しかし、会社に提出する報告書は、実地研修を完了したことを複数の人が確認するための書式です。形式が重視されるので、新人ＭＲが実地研修で学んだことを細かく記録するものではありません。報告書を提出すれば、社内的にはそれで完了となって何ら問題にはなりませんが、決して自分のためにはなっていません。

自分のための実地研修であるならば、後の自分のために見たこと感じたこと学んだことを記録に残しましょう。とは言っても、先輩ＭＲについていくだけでも大変な状況なので、ゆっくりノートに書き込む時間などありません。そのためにメモをとります。ちょっとした待ち時間に走り書きできるメモ、ある

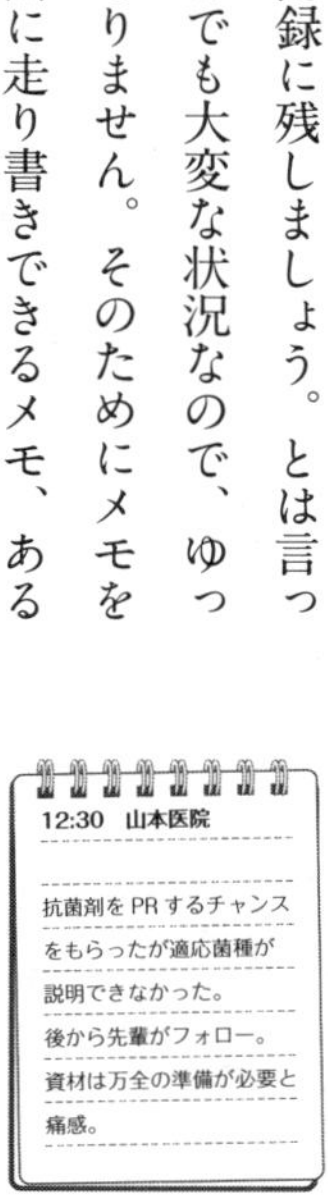
12:30　山本医院
抗菌剤を PR するチャンス
をもらったが適応菌種が
説明できなかった。
後から先輩がフォロー。
資材は万全の準備が必要と
痛感。

いは小さめの雑記帳を用意しておきます。汚い字であろうが、自分さえ読めればいいのです。

先輩との終日同行が終わったら、次にその日のメモをまとめ、自分専用のノートを作りましょう。前述のとおり、これだけ集中して多くの先輩MRから学び取る機会は、もう二度とありません。先輩MRから教えてもらったこと、自分が感じ取ったことをまとめます。会社に提出するための体裁を考える必要もありません。

このノートを後から見返すと、MRに必要な資質が何かが見えてきます。とても価値の

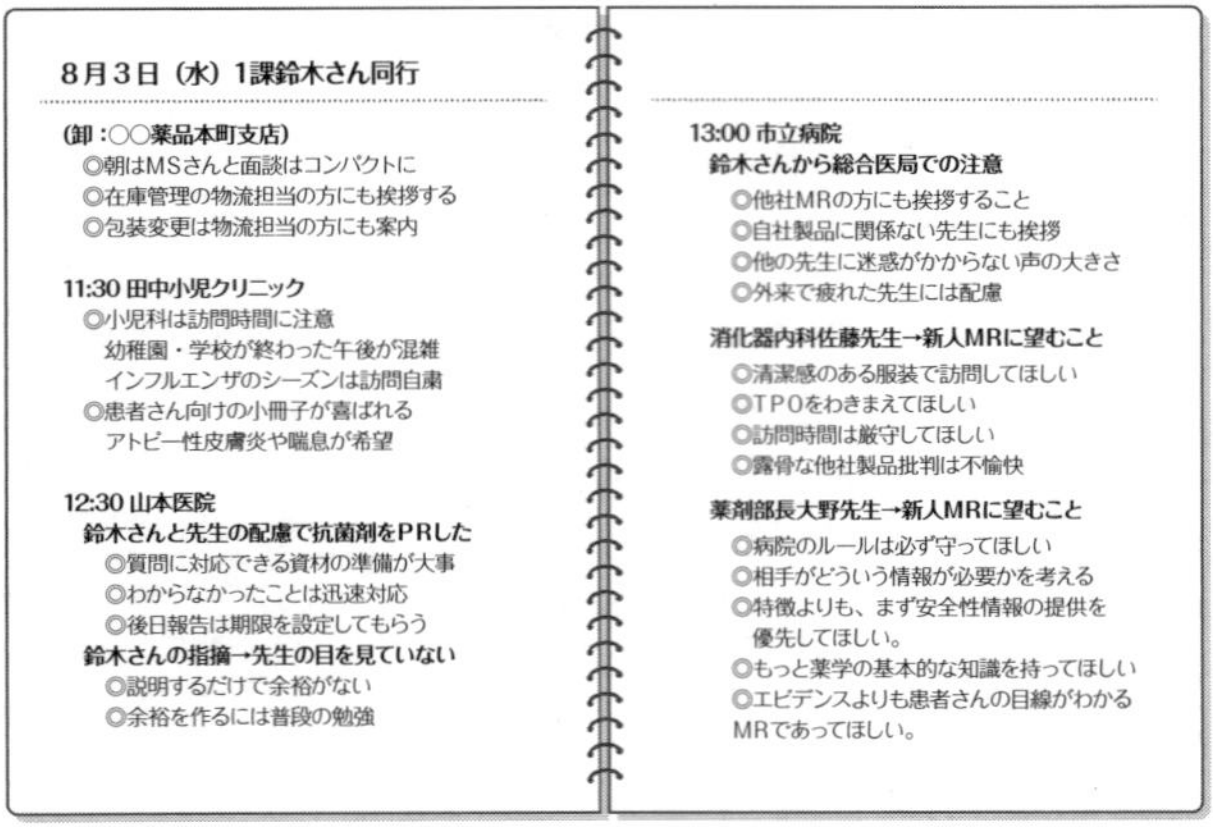
8月3日（水）1課鈴木さん同行

（卸：○○薬品本町支店）
◎朝はMSさんと面談はコンパクトに
◎在庫管理の物流担当の方にも挨拶する
◎包装変更は物流担当の方にも案内

11:30 田中小児クリニック
◎小児科は訪問時間に注意
幼稚園・学校が終わった午後が混雑
インフルエンザのシーズンは訪問自粛
◎患者さん向けの小冊子が喜ばれる
アトピー性皮膚炎や喘息が希望

12:30 山本医院
鈴木さんと先生の配慮で抗菌剤をPRした
◎質問に対応できる資材の準備が大事
◎わからなかったことは迅速対応
◎後日報告は期限を設定してもらう
鈴木さんの指摘→先生の目を見ていない
◎説明するだけで余裕がない
◎余裕を作るには普段の勉強

13:00 市立病院
鈴木さんから総合医局での注意
○他社MRの方にも挨拶すること
○自社製品に関係ない先生にも挨拶
○他の先生に迷惑がかからない声の大きさ
○外来で疲れた先生には配慮

消化器内科佐藤先生→新人MRに望むこと
○清潔感のある服装で訪問してほしい
○TPOをわきまえてほしい
○訪問時間は厳守してほしい
○露骨な他社製品批判は不愉快

薬剤部長大野先生→新人MRに望むこと
○病院のルールは必ず守ってほしい
○相手がどういう情報が必要かを考える
○特徴よりも、まず安全性情報の提供を
優先してほしい。
○もっと薬学の基本的な知識を持ってほしい
○エビデンスよりも患者さんの目線がわかる
MRであってほしい。

ある自分だけの実践テキストになるはずです。手間はかかりますが、メモのとりっぱなしでは意味がありません。

メモをとり、これを日々ノートに自分の記録として残せば完璧です。メモやノートなどの記録を残せば、後の報告書作成なんて容易なものです。メモをとらず先輩MRとの同行を思い起こしながら作成する報告書は、見た目にすぐわかります。要点も感想もなく、記入欄に文字が埋まっているだけの内容のないものになります。

何度も言いますが、実地研修のような有意義な実践教育の場は二度とありません。それほど長い期間ではないはずです。この期間に先輩MRから教えてもらったこと、自分が感じ取ったことをまとめて作成したノートは、あなたがこの先10年間使える実践テキストになりうるものです。

4　緊張と集中と息抜き

先輩MRとの同行であっても、初めてMRという立場で医療機関を訪問する時は誰だって緊張するものです。新人MRの緊張は、周りの人からは初々しく見えます。決してマイナスの印象を持たれることはありません。

しかし、過度の緊張が続くと集中力が途切れることがあります。先生の話をしっかり聞いていなかったり、挨拶がおろそかになることもありえます。こうなると、先生は許してくれません。新人MRだからといって、大目に見てもらえることではありません。

実地研修で大事なことは、一日の行動のなかでメリハリをつけることです。先生に面談している時と先輩MRの車で移動中では、緊張の程度は違って当たり前です。もちろん先輩MRの車の助手席で居眠りはマズいですが、息抜きするところではタイトのスイッチをOFFにしましょう。先輩MRだって「助手席に座っている間は常にオレの言うことをメモにとれ」とは言いません。

メリハリのコツは、先輩のペースに合わせることです。先輩MRだって四六時中緊張を維持しているわけではありません。横で観察していると、メリハリが顔つきでわかるはずです。

MRにはいろいろな能力が求められます。自分をうまくコントロールする器用さも必要なのです。

5 実地研修で学ぶ① 流通

実地研修で学ぶことはたくさんあります。まずは「流通」について説明しましょう。

一般的に、生活必需品などは図①のように流通します。製造業者にとって営業活動の対象となる、いわゆる得意先は卸売業であり、卸売業者から売上代金を回収します。

しかし、ＭＲは卸のＭＳさんだけでなく医師、薬剤師の先生方とも接します。また、ＭＲは品物を運びませんし（一部では直販もあります）、売上代金の回収もしません。

ＭＲが扱うものは、「医薬品情報」です。これは、医療用医薬品が多種多品目であり、人の命に関わる（生命関連性）という特異性があるため、ことのほか「医薬品情報」が重視されているからです。

それだけに、ＭＲは自社製品の知識だけでなく、医学・薬学の高度な専門知識や高い倫理観も必要になります。また、「医薬品情報」の提供だけでなく、処方された自社医薬品の安全性情報を収集したり伝達することもＭＲの業務となるのです。

図②が医療用医薬品の流通です。ＭＲの業務は、医療機関や調剤薬局の先生方への医薬品情報の提供、収集、伝達です。しかし、すべての医療機関や調剤薬局を訪問することはできないので、ＭＳさんのサポートを借りることになります。ＭＳさんにも、説明会などで自社品を知ってもらう機会が頻繁にあります。

実地研修では、医療機関、調剤薬局、卸すべてに先輩ＭＲと同行します。自社品の流通をイメージしながら、どこにどのような情報提供をすべきか、しっかり学んでください。

① 一般的な流通

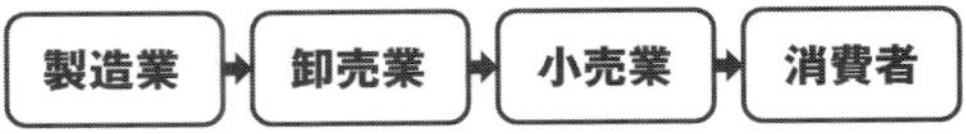

② 医療用医薬品の流通

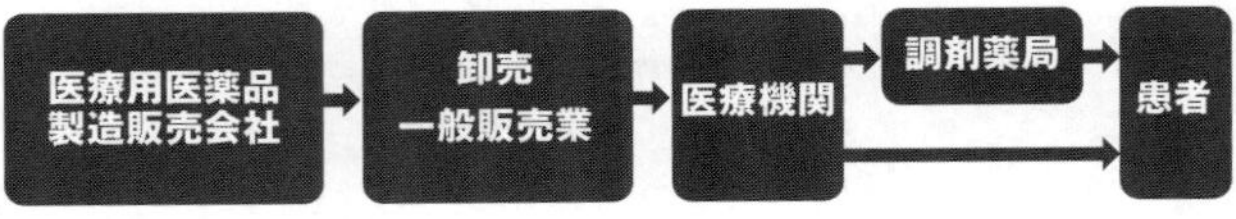

6 実地研修で学ぶ② 販路

卸から自社品の販売ルート（販路）を考えた場合、医療機関と調剤薬局の２つのルートがあります。さらに、医療機関は病院（ＨＰ）と開業医（ＧＰ）に分かれます。明確な「販路」の定義はありませんが、通常、病院と開業医と調剤薬局という３つの分け方が一般的のようです。

医療法では、20床以上の入院施設を持つ医療機関を病院といいますが、業界で日常的にいう病院は、必ずしもベッド数が基準ではありません。感覚的に経営体で考える場合も多くあります。

開業されている先生はオーナー経営者であり、かつ診療に従事している医師ですが、勤務されている先生は経営に参画することはあっても、オーナーではありません。そこで、意思決定の自由度が違ってきます。

実地研修で意識してほしいのは、先輩ＭＲの業務が販路によって違うことです。それは、相手の立場が違うからです。病院の場合は、相手が組織になります。開業医の先生の場合は、医師であり、かつオーナーです。この違いをしっかり観察してください。

院内薬局と調剤薬局も違います。基本的な薬剤師としての調剤業務は同じですが、調剤薬局には複数の医療機関からの処方箋が持ち込まれます。

それぞれの立場の先生によって、必要な情報のプライオリティが違います。画一的な情報を提供するのでは、工夫が足りません。相手によって何が有益な情報なのかを、先輩ＭＲは知っています。これも実地研修で学ぶべき重要なポイントです。

7 実地研修で学ぶ③　知識のアウトプット

実地研修では、MR業務の本質を学びます。先輩MRとの同行で、知識を吸収する余裕はあまりありません。しかし、知識がいかに大事かは、思い知らされるはずです。

テストには出題範囲があります。座学で学習したことをテスト対策として復習しておけば、ある程度の成果は出ます。しかし、実践ではそうはいきません。当然のように先輩MRは面談前に準備をしていますが、先生の質問次第で話の展開は変わります。

「今日は長期投与の有用性についてデータを紹介しよう」と考えていても、話が急に安全性情報になり、相互作用から薬物代謝に展開が変わってしまった、ということは当たり前にあります。

ＭＲ活動の実践では、持っている知識のごく一部だけをアウトプットしています。一方通行のＰＲではなく先生と会話をするためには、バックグラウンド＝膨大な知識量が必要であるということです。

実地研修で新人ＭＲの皆さんが感じてほしいのは、ＭＲにとって知識がいかに大事であるかということです。必要性を切実に感じることができれば、これからの学習意欲につながります。

第4章　初めての担当

1 My first 引き継ぎ

導入教育が終了すると、いよいよ自分の得意先を担当することになります。そのファーストステージが、前任者から「引き継ぎ」を受けることです。前任者である先輩MRから短期間に多くの先生を紹介され、名刺はあっという間になくなります。実地研修とは違い、引き継ぎ後は新人MRではなく「後任」として扱われ、担当者としての責任を負います。もう研修中ではありません。

得意先とMRとの信頼関係（信用）は会社の財産であり、MR個人の財産ではありません。したがって、前任者も後任者（新人MR）も担当交代により信頼関係を維持できるように、引き継ぎをしなくてはなりません。ベテランMRでさえも、引き継ぎ期間中に体重が落ちるほど大変な作業です。

まず、短期間に多くの先生の名前を覚えなくてはなりません。その他にも、先生の出身大学や専門領域などのプロフィール、採用製品、訪問時間、訪問の際の決まりごとなど、覚えることは山ほどあります。とても口頭で教わったことを記録できないので、前任者は「引き継ぎ書」を必ず作成します。引き継ぎが終わった後に一人で稼働する場合、しばらくは「引き継ぎ書」が手放せません。

引き継ぎは、実地研修とは比にならないほど大変です。しかし、引き継ぎは後任である自分のためのものです。これを乗り切れば、自分にとって初めて担当する得意先として愛着が生まれ、やりがいを感じるようになってきます。

2 前任者について

引き継ぎを受けたものの、前任者が手薄だった、あるいは弱かった担当エリア（もしくは病院）だったので、あまり引き継がれる内容がなかった。

これは、新人MRに引き継がれる場合によくあることです。引き継ぎ期間中、どこに行っても先生の反応が冷たかった。卸のMSさんが相手にしてくれなかった。この状況をあなたは憂いますか？

もし前任者が手薄だった担当エリア（あるいは病院）を引き継いだ場合、実はあなたは非常に幸運なのです。確かに、一人で廻り始めてからどの先生からも相手にしてもらえず、つらいと感じるかもしれません。これは、得意先と会社の信頼関係が築かれていない状態だからです。

しかし、考えてみてください。これ以上悪い状況にはならないのです。失うものがなく、ゼロからスタートできるのです。こんなに気が楽なことはありません。

最初は相手にされなくても熱心に訪問していれば、「君はいままでの担当者とは違うね」と評価が上がり、だんだん先生の態度が軟化してきます。こうなれば徐々に信頼関係も構築され、業績も向上してきます。何事も、ベースラインが低いほど「伸びしろ」は大きいものです。最終的に、あなたが会社の中で最初のそのエリア（病院）で成功したMRになるのです。

逆に、前任者が得意とするエリア（病院）を引き継ぐ場合は大変です。前任者の信頼という財産が大きければ大きいほど、責任も大きくなります。

しかし、それは新人MRが見込まれた証拠です。経験はなくとも、「前任者以上の仕事をやってやる」という意気込みで臨めば、必ず結果はついてきます。人は大きな責任を持たせられると、どんどん成長していくものです。

この場合にもっともつらいことは、前任者と比較されることです。先生との会話のなかで、あるいは社内でも後任である新人ＭＲは神経質になってしまいます。一時期は低迷するかもしれません。しかし、真摯に取り組んでいれば、必ず克服できることです。

担当エリア・病院を引き継ぐ場合、考え方次第で、ポジティブにもネガティブにもなります。いま自分が置かれている状況が厳しいほど将来は明るく、逆に順風満帆の時期こそ気を引き締めなくてはなりません。

3 担当交代の意義

先輩MRから引き継ぎをしたら、しばらくは先輩と同じ行動パターンで稼働すること。これが担当交代の鉄則です。なぜなら、先輩MRの築いた信用は、損なうことなく必ず引き継がなくてはならないからです。この、「しばらく」は状況によりますが、新人MRの場合、おおよそ3か月は継続すべきです。

しかし、前任者とまったく同じことをやっていては、業績は必ず行き詰まります。同じ行動パターンを続けると、同じ結果しか生まれません。担当したエリアをおおよそ把握できた頃に、自分の判断で少しずつ行動を変えてみます。行動を変えると視点が変わります。視点が変わると、今まで見えていなかったことが見えてきます。

前任者の作った財産を継承し、さらに自分で新しい財産を作っていくこと、これが担当交代の意義なのです。新人ＭＲに限ったことではありません。営業所も、支店も、会社全体も、踏襲だけでは常に成長し続けることができません。人事異動が存在するのも、このためです。

どんなに優秀といわれる先輩ＭＲであっても、完璧なんてことはありえません。うまく前任者の財産を引き継ぎつつ、自分にしかできないことを見つけてください。

4 新人MRのマーケティング

マーケティングというと、書店の経営学コーナーに並んでいる難しい書籍を思い浮かべてしまいますが、ここでは学問としてとらえないでください。マーケティングのエッセンスを感じ取って、新人MRの日常に活かしてほしいのです。新人MRに必要なマーケティングとは、まず「市場の把握」、次に「行動計画」です。

「市場の把握」とは初めて担当したエリア全体を眺めること。これが新人MRにとってのマーケティングの第一歩です。

まず、前任の先輩MRからの「引き継ぎ」の内容を整理しましょう。

◎担当エリア内の人口
◎医療機関の分布（病院○○軒、診療所○○軒、調剤薬局○○軒）
◎医療機関ごとの外来数

◎入院施設がある場合はベッド数（一般病床と療養病床）
◎自社製品の採用状況、競合品の状況
◎調剤薬局の購入額　　など

ここで注意すべきは、前任者である先輩ＭＲの引き継ぎが１００％正確ではないということです。決して、先輩ＭＲが信用できないというわけではありません。誰しも主観があり、推測のズレがあるのが当たり前です。

先輩ＭＲの残してくれた情報をもとに、卸のＭＳさんやインターネットで確認してみると、意外なことが発見できるものです。

特に先輩ＭＲから「ここは競合の〇〇薬品のＭＲが10年間担当しているから、先生はまったく相手にしてくれないよ」などの話は、鵜呑みにしないことです。いざ訪問してみると、10年間担当していた競合のＭＲは１年前に転勤になり、競合品はさらに他の製品になっていた、ということはよくあります。

前述のとおり、前任者とまったく同じことをやっていては、業績は行き詰まります。担当したエリアをおおよそ把握できた頃に、少しずつ行動を変えていかなくてはなりません。そのために、エリア全体を眺める「市場の把握」が必要なのです。

コラム：4 担当医療機関のホームページは必ずチェック！

最近はホームページを開設されている開業医の先生方も多くいらっしゃいます。基本的に患者さん向けの内容ですが、医院の紹介、先生のプロフィール、標榜、診療時間だけでなく、ヒストリや診療方針も紹介されています。

病院であればなおさらです。診療科や医師紹介、先進医療や医療連携などの取り組みも掲載されています。

ホームページには、先生の思い入れがたくさん詰まっています。先輩MRから引き継いだ得意先のホームページは必ず確認しておきましょう。

コラム：5　日本の医療機関数

現在、日本の医療機関数は分類別に以下のようになっています。

一般病床と療養病床では入院基本料が違います。さらに一般病床では看護配置、看護師比率、平均在院日数によっても入院基本料が異なり、療養病床も看護職員配置・正看比率・看護補助配置などで違います。

いま国は療養病床の縮小を図っており、退院した患者さんの受け皿として介護老人保健施設や在宅医療を推進しています。

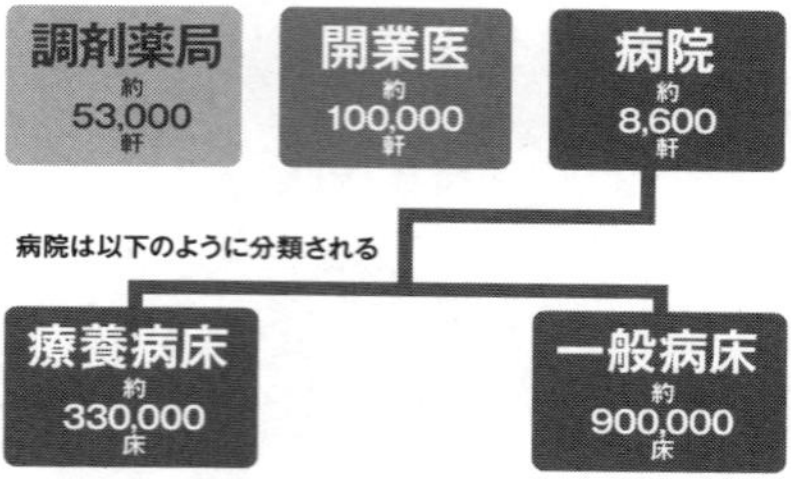

一般病床：
主に急性疾患の患者を対象とする病床のこと。

療養病床：
症状は安定しているが長期の療養が必要とされる、主に高齢者など慢性疾患の患者のために、病院内に設けられた長期入院用のベッド。

5 PDCAサイクルを回せるMRになる

優秀なMRは、日々「目的意識」を持って行動しています。一人でも多くの先生と面談することも大事ですが、問題は面談の内容です。マーケティングの世界では、前者の考え方をShare of Voice、後者をShare of Mindといいます。

「目的意識」を持つためには、事前に「行動計画」(Plan)が必要です。さらに、行動計画を「実行」(Do)するだけでなく、後に「評価・分析」(Check)と「活動・改善」(Act)

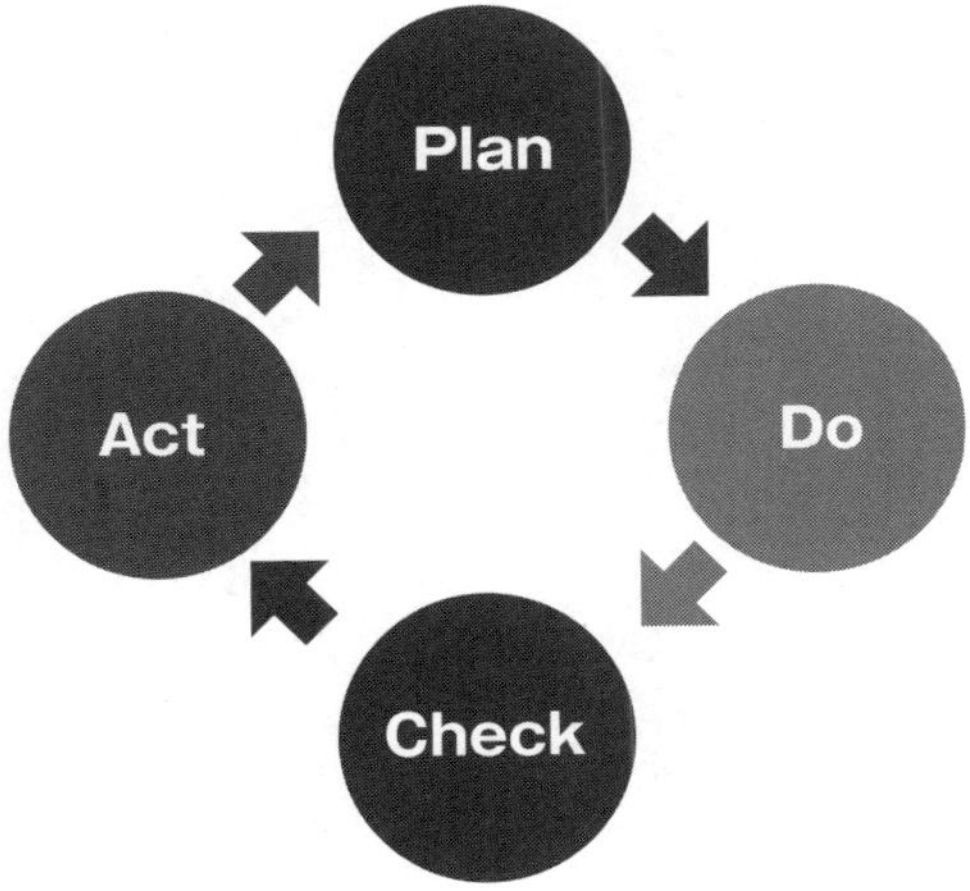

まで実現すると、確実に成果が上がります。これを「ＰＤＣＡサイクル」といい、ビジネス活動における行動原則です。

ＭＲにはいろいろなタイプがあります。素晴らしい計画を立てても実行力のない人、抜群の行動力だけれども物事が中途半端な人…。このＰＤＣＡサイクルを着実に回せるＭＲが、優秀なＭＲです。

ＰＤＣＡサイクルを回すことは「習慣」です。新人であるからこそ、初めて担当を持つ時期だからこそ、ぜひＰＤＣＡサイクルを回す習慣をつけてください。

6 行動計画は紙に書く

ほとんどの製薬企業では、SFA（Sales Force Automation）と呼ばれる営業支援情報システムでMRの行動計画を入力しています。

SFAには、営業日報としての役割だけでなく、行動管理、評価・実績管理、グループウェアや顧客データベースによる情報共有機能などがあります。

確かに、SFAは「優れもの」です。しかし、MRの業務として日々の入力作業にウエイトがかかり、画面を見ながら熟考するには適していないようです。

そこで、「行動計画」（Plan）だけは、ぜひ紙に書いてみましょう。ノートでも手帳でもかまいません。自分だけの「My plan」は提出するものではないので、キレイに書く必要はありません。日々の行動計画、1週間の行動計画、1か月の行動計画を、到達目標を意識しながら何度も書き直してみるのです。

引き継ぎ後しばらくは先輩と同じ行動パターンで行動しますが、その後徐々に行動パターンを変えていくには、練りに練った行動計画が必要です。移動時間、訪問時間帯、約束事などを書き添えるには、パソコンよりアナログが便利です。細かいTo doリストを併記するのも有効です。

人は誰でも、提供されたものより自分で作るオリジナルの方が使いやすく愛着が生まれるものです。自分で「行動計画」を作ることにより、「目標意識」を持つことができ、「考え行動できるMR」になることができます。

		月	火	水	木	金
必須訪問	午前	営業所 ミーティング 勉強会	△△薬品 （朝礼説明会） 海外文献を提示↓ 鈴木クリニック	○○薬品 営業所 市立病院	×× 産業 こどもクリニック 石川医院 ↑ 小児用量	△△薬品 営業所 副作用頻度を提示↓ 玉川病院
	午後	田中内科 井上医院 高野外科 水野クリニック 佐藤産婦人科 西田病院	中央病院 相互作用を話してみる↓ 関根クリニック 医師会病院 森医院 野村小児科	市立病院 消化器・循環器 皮膚科・麻酔科 所長同行打診↓ 岡本医院 市立病院	加藤医院 河野内科 森本医院 センター病院 ↑ 高齢者使用成績 中川クリニック	玉川病院 市立病院 消化器・脳外科 整形外科・眼科
努力訪問	午前		和田医院	伊藤クリニック	伊藤クリニック 三浦外科	
	午後	市立病院 大山医院	近藤外科 青山クリニック		医師会病院	井上医院 水野クリニック 渡辺眼科
アポイント		15:00 水野クリニック	8:30 卸朝礼 13:00 市立病院 薬剤部長		×× 産業	14:30 玉川病院 副院長
To Do		勉強会担当 説明会準備	市立病院提出 資料準備	18:00 講演会	中川先生 文献お届け	
目標		水野クリニック 新規採用	中央病院採用 準備を終わらせる		センター病院 説明会確約	市場調査完了

7 訪問回数を指摘されたら

どんなに優秀なＭＲでも、弁解の余地がまったくない場合があります。それは「君は来ていないじゃないか！」と訪問頻度を指摘された時です。

処方する薬剤の選択基準として、エビデンスは不可欠です。しかし、それ以上に先生方が重視されることは「ＭＲの熱意・誠意」です。

訪問回数は、この熱意・誠意の表れと認識されます。たとえ「これからは必ず訪問します」と弁解しても、既に信用が失墜しているＭＲの言葉は信用してもらえません。口先だけと思われても、仕方ありません。

新人ＭＲが前任者から引き継いだ得意先でも、同様のケースが見受けられます。「君の会社は来ていないじゃないか！」と、ＭＲ個人ではなく、先生と疎遠になってしまった会社の不義理を指摘されることがあります。もちろん、新人MRの責任ではありません。

しかし、会社を代表して訪問している以上、この負の遺産は引き継がなくてはなりません。ここは気持ちを切り替えて、まず誠意を持ってお詫びします。前任者の担当施設が多かった、忙しかったというような弁解は、絶対にしてはなりません。ただひたすらお詫びすることに徹してください。先生も、新人MR個人に対してではなく、会社に対して苦言を呈していることは十分に承知されています。

善後策は、とにかく真摯な姿勢で訪問を続けることです。先生の口から「君は信用するよ」という言葉を聞くまで、とにかく通うことです。

マイナスからのスタートは厳しいです。しかし、マイナスからプラスに転じた時の充実感は、何より自分の成長につながります。苦境は障害ではなく、自分が成長できる糧と考えましょう。

8 新人であることのメリットとデメリット

先輩MRから引き継がれた担当エリアでの「信用」を維持することは、とても大変です。プレッシャーがかかります。また、競合する他社のMRにとって、ライバルが新人になることはチャンスと受け止め、虎視眈々と狙っています。それでも新人MRは、信用という「財産」を絶対に守っていかなくてはなりません。

確かに新人MRには、先輩MRや競合他社のMRのような知識も技量もありません。これは、新人MRにとっていかんともし難いデメリットです。しかし、決して臆することはありません。新人MRには「初々しさ」や「爽やかさ」という特権＝メリットがあります。

すべてに特権が通用するわけではありませんが、誠心誠意、仕事に取り組んでいれば、それが人には「誠実」と受け取られ、難敵にも勝ることになります。

先生の立場で考えてください。ネット上のe－ディテールであれば掲載されている情報の価値がすべてですが、ＭＲからの情報提供には「人間力」という大きな付加価値があります。新人ＭＲには意識がないかもしれませんが、新人らしく真摯に仕事に取り組む姿勢は、新人にしか持つことができないメリットであり人間力なのです。

9　MR認定試験対策との両立

会社によって時期が違いますが、多くの場合は入社後半年後に先輩MRから自分の担当エリア（あるいは病院）を引き継ぎます。いよいよ自分の得意先を独りで廻ることになり、短期間に紹介された多くの先生に、引き継ぎ書を確認しながら訪問します。

ところが、新人MRにはもうひとつ大きな課題があります。それは、MR認定試験に合格することです。このMR認定試験前の大事な時期と、先輩MRから引き継いで初めて独りで得意先を廻る時期が重なっているのです。

独り立ちしたMR活動とMR認定試験対策の勉強を両立する秘策などありません。どんなにつらくても、この時期は歯を食いしばって両立するしかないのです。

おそらくあなたのMR人生のなかで、最もつらい時期になるでしょう。しかし、先輩MRも同じ道を通ってきました。他社の新人MRも条件は同じです。長い期間ではありません。本当の意味で一人前のMRになるために、この試練を乗り越えてください。

MR認定試験の勉強は、日々継続することが大切です。休日に集中的にやろう、と考えているようでは追いつきません。どんなに日々のMR活動で疲れて帰宅しても、毎日テキストを開く習慣をつけてください。

MR活動もMR認定試験の勉強も計画性を持ち、日々これをこなしていくしかありません。年明けには「合格」という栄冠が待っています。この時期を乗り越えれば、ひとまわり大きくなった自分があるはずです。

コラム：6　消化実績ってなんですか？

営業職は売上のことを「販売実績」といいます。ところが、MRには「消化実績」と呼ばれる売上があります。

通常、商習慣では売主が買主に対して販売した額を「売上」といいます。したがって、製薬企業の「売上」は卸に販売した額を指しますが、MRにとっては、さらに卸から担当する医療機関や調剤薬局に自社製品が販売された額を重視します。これが「消化実績」です。MRは卸にも訪問しますが、自社製品の普及を目的として医療機関や調剤薬局にも訪問します。

他業界で製造業の営業職は、販売先の卸売業者だけを得意先とすることがほとんどですが、医療用医薬品の場合は多種多品目であり、また高度な医学・薬学知識を必要とする「情報」が伴わなくてはなりません。そのためにMRという職制の存在価値があり、「消化実績」という概念が生まれます。

第5章　新人MR実践ガイダンス

1　アポイントの取り方

既に会社との信頼関係が構築されている場合は、比較的すんなりとアポイントを取れることが多いですが、初対面の先生の場は容易ではありません。いずれにしても、先生方は日常の診療に多忙を極めています。訪問の目的を明確にし、先生にとって「無駄な時間」とならないよう有益な情報提供を心がけることが大切です。

「○○製薬の田中と申しますが、いつもお世話になっております。先生、来週水曜日にアポイントをいただきたいのですが、いかがでしょうか？」

先生との信頼関係があれば、これでアポイントをもらえることもありますが、決して先生の立場で考えているとは思えませんね。

【ポイント】

1．訪問の目的を具体的に提示します。
2．面談の希望日時をはっきり伝えます。ただし、外来や病棟回診など先生の勤務状況を把握し、これを最優先します。
3．先生のご都合が悪い場合には予備日を用意しておくか、あるいは先生から候補日を提示してもらいます。
4．アポイントをいただいたお礼を伝えます。
5．アポイントが確定したら、手帳だけでなく複数のTo Doリスト（パソコンのスケジュール表など）に記録します。

「○○製薬の田中と申しますが、いつもお世話になっております。先生、来週6月15日水曜日の外来診療後にアポイントをいただきたいのですが、いかがでしょうか？　○○ガイドラインの改訂について資料をお持ちしたいと思います」

このように訪問の目的に具体性があれば、先生も好意的に予定を調整してくださるはずです。

初対面の先生の場合は、さらに工夫が必要です。電話やメールでアポイントをお願いしても、「忙しいから」とあっさり断られてしまうことが頻繁にあります。

アポイントが簡単に取れるようになるコツやテクニックはありません。しかし、努力と工夫次第では、取れる確率が高くなります。

【アポイントを取る努力と工夫】

◎面談が先生のメリットになるよう知恵を絞りましょう。たとえば、先生の専門分野で最新の情報を入手できたとか、診療に役立つ資料を提供したいとか、先生のニーズにヒットすることがポイントです。ヒットしなければズバリ聞いてみるのもよいでしょう。

◎電話がダメであればメール。メールがダメであれば手紙と、手段を変えることも工夫のひとつです。ただし、うっとうしいと思われると進展しません。「熱意」はひとつ間違えると「迷惑」になることを忘れてはなりません。

2 先生との面談

■クリニックの診察室で面談する場合

名前を呼ばれたらドアをノックし診察室に入ります。ここで「失礼致します。○○製薬の○○です」とまず名乗り、お辞儀（中礼：30度）をします。

↓

「お忙しいところ（お疲れのところ）お時間をいただきましてありがとうございます」と面談していただく謝意を伝え、お辞儀（中礼：30度）をします。初対面の場合は名刺を出してご挨拶します。先生に近づき、鞄を置いて両手を空けた状態で名刺を出します。

↓

座るタイミングは状況次第です。原則として先生から「どうぞかけてください」といわれるまでは座るべきではありません。促されないうちに勝手に座るのは論外です。しかし、明らかに立ったままであると不自然と思われる場合や、資料提示が多く座って説明したい場合などは、先生に一言「かけてもよろしいでしょうか?」と断れば問題はありません。

↓

座る位置（ポジショニング）は重要です。正対する場合、真正面に座ると「対峙」の状態になり先生を圧迫することになります。正面に座る場合は、若干左にズラして座ります。加えて右に体を少し回転させると資料の提示がスムーズです。

■医局で面談する場合

先生の机に後ろからアプローチをする場合、右から入っていくと資料の提示がスムーズです。一般的にデスクの右に引き出しがあり、わずかなスペースがあるはずです。

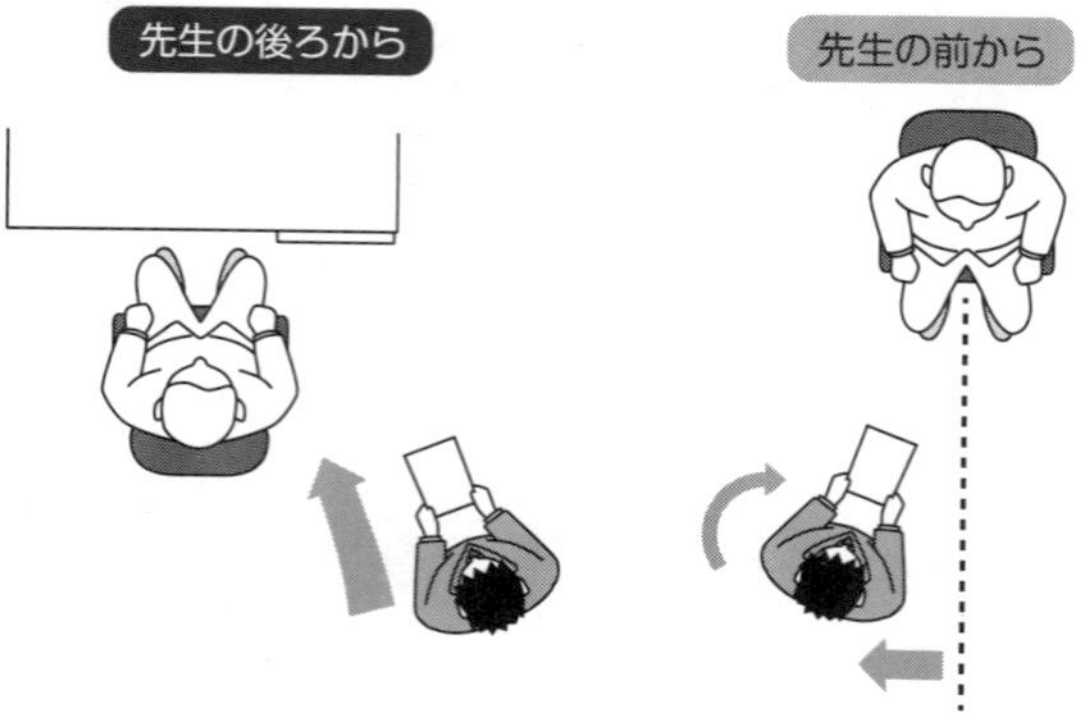

医局で注意すべきことは、ほかの先生の迷惑とならないように面談することです。診察室と違い、声の大きさや立ち振る舞いに細心の注意を払わねばなりません。

同室にほかの先生がいらっしゃる場合、聞く気はなくても会話の内容は自然と耳に入ってきます。面談している先生は一人であっても、他の先生にも聞こえているという前提で会話をしなくてはなりません。

3 院内での立ち振る舞い

実地研修とは違い、独りでMR活動を始めると誰もアドバイスはしてくれません。自分の行動や言動のすべてに責任を負わなくてはなりません。確かに「新人MRだから…」と、大目に見てもらえる部分はあります。しかし、MRとしての最低限の常識を逸脱すると、絶対に許してはもらえません。

MRとして「当たり前の行動」を確認しましょう。大事なことは、常に患者さんが優先であることを強く意識することです。MRの行動は常に誰かに見られているものです。

駐車場

・駐車場は、医療機関の敷地です。「院外」ではなく「院内」であることを忘れずに。

・駐車場はMRのためではなく、患者さんのためのものです。また、空きが十分であっても、最も遠い位置に駐車します。MRは健常人です。患者さんより利便性が高くてはいけません。

・病院などの広い駐車場では、入場から駐車までの徐行を必ず遵守してください。

駐車場におけるMRの行為として多くの事例があります。駐車場内でご高齢の患者さんにクラクションを鳴らしたMRが出入り禁止になった事例。また、1台の空いているスペースを障害のある患者さんに譲らないで、出入り禁止になった事例。その逆に、多くの空きスペースがあるにもかかわらず、あえて最も遠い位置に駐車した光景をご覧になった院長先生からお褒めの言葉をいただいた事例。

繰り返しますが、駐車場は医療機関の敷地です。MRは常に誰かに見られていることを忘れないでください。

待合室

・靴を脱ぐ場合、脱いだ靴は「患者さんが優先」であることを意識した位置に向きを変えて置きましょう。患者さんがほとんどいない場合であっても、絶対に中央には置かないように。

・待合室が混雑している場合、たとえ一つか二つ席が空いていても座るべきではありません。スーツを着たMRが3人掛けの椅子の中央で患者さんの間に座っている光景は、誰が見ても異様です。

・鞄から資材を出してはいけません。面談前に予習したい気持ちはわかりますが、資材を患者さんの目に決して触れさせてはなりません。「警告」や「禁忌」などの文字が患者さんの目に入ると患者さんは不安に思います。

・待合室の雑誌などを読んではなりません。これは待っている患者さんのためのもので、MRのためのものではありません。

・新人MRらしく快活な行動は必要ですが、患者さんの前では静粛が望まれます。受付に面談の申し入れをする際やドアをノックして入る際に、あまり大きな声を発するべきではありません。

待合室はスペースが狭いため、駐車場以上に気を使わなければなりません。受付の方は

MRの様子をご覧になっています。MRの態度が目に余る場合は、患者さんから先生に伝わります。ここでも出入り禁止になったMRの事例は多くあります。また、歩行が困難な患者さんを支えてあげたり、ドアを開けてあげる行為は、高く評価されます。

病院の廊下・エレベーター

クリニックとは異なり、病院では廊下や階段・エレベーターなどのパブリックスペースが多くあります。誰から見られても不快感を与えない行動が望まれます。

・節度ある「歩き方」を心がけましょう。患者さんがいる前で走ったり、何度も往復もすることは厳禁です。

・高層棟でない限りエレベーターには乗らないことが原則です。乗り合わせた先生や看護師の方には、少なからずとも嫌悪感があるはずです。ましてや患者さんからは「階段を使うべき健常人」として見られています。また、高層階でエレベーターを使用している場合、途中階でストレッチャーや車いすの患者さんが乗り込んできた際は、当然優先して途中階で降ります。

4 先生へのメール

下のメール文のなかで、不適切な個所を探してください。

メールはビジネス文書とは異なり、簡潔かつ明瞭であることが望まれます。しかし、先生にメールを送る上で、最低限のマナーは守らなくてはなりません。

メールの書き方については「これが正解」というものはありませんが、一般的なルールを、この例文の間違い探しをしながら説明していきます。

送信者：○○製薬㈱山本太郎
宛先：鈴木 <abcd@scicusuniv.ac.jp>
件名：お知らせ
本文：鈴木先生　侍史

　おはようございます。
　いつもお世話になっております。さて、先日お話した小児臨床研究会の件ですが、詳細が決まりましたのでお知らせいたします。開催日時は2月20日18時となっております。会場は○○会議場Aホールでございます。ぜひご出席頂きたいと思いますので、ご連絡をお待ちしております。

○○製薬㈱
山本太郎

事前に宛先を登録しておく

先生にメールを送る場合は、アドレスを直接入力するのではなく、必ずアドレス帳に登録してメールを作成しましょう。一度しか送ることがない先生も事前に登録してメールを作成します。

それは、事前に登録すると、受信した人がメールを開いた時、例文のように「受信者」欄に自分の名前が漢字で出てくるからです。「ここまで気を使ってくれたんだな」と嬉しくなりますね。

ただし、たとえば「鈴木」とアドレス帳に登録すると「鈴木」としか出ないので注意が必要です。登録する時には、「鈴木一郎先生」まで入力します。

件名は具体的かつ簡潔に

件名には具体的な内容を書かなくてはいけません。受信トレイには通常「送信者」と「件名」しか表示されません。ただ「お知らせ」というような漠然とした表現では後回しになってしまいます。文字数が多いと後ろが出てこないので、15字以内で具体的に表現しましょう。

名前はフルネームで書く

いかにメールが簡略性を重んじているとはいえ、先生の名前はフルネームで記載されていることが常識です。メールだけでなく文書の宛先はもちろんのこと、依頼された文献を届ける封筒の表書きにも先生のフルネームを書きます。

また、ここでは「侍史」は不要です。「侍史」は本来「お付きの人」に宛てる脇付です（121ページ参照）。メールは必ず本人が見るので、「侍史」はつけないのがルールです。

文章に時間の概念を持たせない

メールの受信者はいつ受信メールを開くかわかりません。夜遅くに、先生が帰宅前にメールを開いた時に「おはようございます」では笑われます。メール文には時間の概念を持たせないのが一般的です。

改行して見やすくする

改行もされていない、簡潔とはほど遠い文面では読まれません。できるだけ見やすく改行に工夫をします。文頭の1字下げは、メールにおいては不要です。また、研究会の日時や会場は本文と独立させなくてはいけません。

日時の表記は省略せず正確に

開催日時は、たとえ来週開催される研究会であっても年号と曜日を明記し、平成○○年2月20日（木）とすべきです。メールであっても省略すべきではありません。

伝えたい内容に適した表現を使う

「ご連絡をお待ちしております」ではこの研究会の出欠を確認したいのか否か、わかりません。

通常、メールで先生の出欠を確認することは先生に失礼です。しかし、主催者である世話人の先生から確認を指示される場合もあります。その場合には「ご連絡をお待ちしております」では言葉が足りません。

フッターの基本情報は省略しない

不要であっても、電話番号と自分のメールアドレスは記載すべきです。

例文を修正して、模範例を作りました。

送信者：○○製薬㈱山本太郎
宛先：鈴木一郎先生 <abcd@scicusuniv.ac.jp>
件名：第 14 回小児臨床研究会のご案内
本文：鈴木一郎先生

いつもお世話になっております。
先日ご紹介しました第 14 回小児臨床研究会の詳細が
決まりましたのでお知らせ致します。

日時：平成○○年 2 月 20 日（木）18 時開始
会場：○○会議場 A ホール

○○製薬株式会社　山本太郎
Tel：03-1234-5678
t-yamamoto@abcd.co.jp

メールアドレスのドメインにある「.ac」はアカデミーを表し、大学病院に帰属している先生であることがわかります。「.go」はガバメントを表し、政府機関や国立病院機構の施設に帰属している先生です。

5 手紙の効用を考えよう

多忙をきわめる先生に初めて取り入ることは、なかなか困難です。ただ「ご挨拶」とか「新製品のご紹介」という名目では、面談の時間をいただけないことも多々あります。

メールは「連絡」や「伝達」のツールとしては便利ですが、相手の心に響くことはありません。なかなかお会いできない先生に「誠意」を伝えたい場合、時として手紙が効果を発揮します。また、新規採用や自社主催講演会の出席などの御礼を伝えたい場合（礼状）、メールや口頭よりも手紙を書く方が断然相手に感謝の意が届きます。

手紙を書くことは、ほとんどの新人ＭＲは苦手です。学生時代にはあまり書く機会がなかったはずです。メール文や論文と違い、自分の気持ちを文章に表すことは容易ではありません。しかし、手紙を書く目的はキレイな文章を書くことではなく、自分の素直な気持ちを表すことです。当然のことながら自筆です。ワープロで打ち出した手紙を出すことは、大変失礼です。

たとえ字が汚くても文章が整わなくても、心をこめて書けばよいのです。どこかから例文を持ってくると、必ず見透かされます。

なお、ここでいう手紙はビジネス文書とは違います。ビジネス文書は「連絡」や「伝達」の形式を重んじたもので、簡潔さを追求し、形容詞や修飾語をできるだけ排除することが望ましいとされています。

コラム：7　手紙を書く場合に注意すべきこと

■先生の氏名、医療機関名は絶対に間違えないこと

渡辺の「辺」は3種類あります。斉藤の「斉」は4種類あります。字が違えば別人です。非常に先生を不愉快にさせるので、絶対に犯してはならないミスです。

医療機関名も同じです。大学病院には医学部の「附属」と「付属」があります。思い込みはしないで、必ず確認をしましょう。

■「拝啓」と「謹啓」の違い

「拝啓」で始めるのであれば、「敬具」で結びます。「拝啓」は頭語で「敬具」は結語といいます。「謹啓」で始めるのであれば、「謹白」で結びます。

製薬企業として先生に宛てる文書は「謹啓」~謹白」が一般的です。「謹啓」はつつしんで申し上げます、という意味の頭語です。一般的に、「拝啓~敬具」で十分ですが、「謹啓~謹白」はより丁寧とされています。

■「侍史」とは

「侍史」（じし）は医療業界でしか使われていないようです。意味を知っている方は少ないと思い

ます。「侍史」は脇付または右筆といわれるもので、非常に位が高い方に対して書簡を差し上げる際、直接渡すことを避けて「お付きの人」に宛てる場合に使われていました。

したがって、本来は「侍史」（お付きの人）に「御」をつけて「御侍史」（おんじし）とするのは誤りです。ワープロソフトでも変換されません。ただし、日常化されることで常識は変化するものです。「御侍史」と書いても必ずしも失礼とはいえないところです。

■「ご清祥」と「ご健勝」の使い分け

よく文頭に「謹啓　時下ますますご清祥のこととお喜び申し上げます」とありますが、「ご清祥」も「ご健勝」も相手の幸せと繁栄を祝う言葉です。一般的に、文頭では「ご清祥」を使い、「末筆ながらご健勝とご発展を心からお祈り申し上げます」というように「ご健勝」は文末で使う方がスマートです。

■「お喜び」と「お慶び」の使い分け

「お喜び」と「お慶び」の明確な使い分けはありませんが、常用漢字として「慶ぶ」を「よろこぶ」と読む表記がないので、字面から新年や結婚などの祝いごとにかけて使われるようになったと思われます。

6 他社MRとの接し方

先輩MRとの引き継ぎが終わり、いざ独り立ちしてみると、自分が置かれている状況に新たな疑問が浮かんできます。そのひとつが、他社MRとの接し方です。

他社MRとの接し方は重要です。というのも、他社MRから得られる情報は大変貴重であり、情報量が豊富なMRは圧倒的に有利です。逆に担当エリア内で孤立してしまうと、MR活動がやりにくくなってしまいます。

MRは、会社にいる時間よりも担当エリアでMR活動している時間の方が圧倒的に時間が長いものです。同じ担当エリアを持つ他社MRとは否が応でも頻繁に顔を合わせることになります。競合するメーカーとしないメーカーがあり、またベテランMRや自分と同じ新人MRが混在しています。

最初が肝心です。これから自分が仕事をしやすくするためには、他社MRと節度を保って接しましょう。

■まず積極的に挨拶をする

社内も担当エリア内も、新人MRが置かれているポジションは同じです。新人から挨拶をするのは当たり前のことです。最初の挨拶を怠るとそのうち挨拶をしにくくなります。

■競合メーカーのMRとはどう接する？

競合メーカーのMRとの距離の置き方はデリケートです。しかし、新人MRであれば簡単な挨拶はすべきでしょう。相手がベテランのMRで「あの新人MRは挨拶がなかった」と逆恨みされることもあります。お互いに競合することは百も承知しているので、距離を保ちながら付き合っていかなくてはなりません。

■同じジェネレーションのMRとの交流

他社の新人MRとは、すぐ仲良くなるものです。同じ不安を抱えていることから、急速に親密になります。しかし、これがマイナスに作用することもあります。朝の卸さんや病院の医局の前などで新人MR仲良しグループがペチャクチャ雑談を始め、ひんしゅくを買うことが多々あります。同じジェネレーションのMRとの交流から生じる気の緩みには十分注意してください。

■一目置かれているMRには教えを請う姿勢で

同じ担当エリア（あるいは病院）には、どの先生からも絶大な信用を得ているMRが存在するものです。このMRはどのメーカーMRからも一目置かれています。こういう人には、ぜひ教えを請う姿勢で接しましょう。そう簡単に教えてはくれないと思いますが、人間は「教えてください」といわれて悪い気はしないものです。誠意を持って接すれば、情報だけでなく、あなたの会社の先輩MR以上に、MRという仕事を教えてくれるかもしれません。

7 先生・MSさんとの約束

先生「先週君が持ってくると約束した小児への使用経験に関する情報はどうなったの？」

MR「はい、探してみましたが、ありませんでした」

先生「そりゃ無責任だよ。君があると言ったから期待していたのに…」

得意先である先生や卸のMSさんとの約束は、絶対に反故にできません。ところが、MRは約束したつもりはないのに、相手が約束と捉えていたために、後から無用なトラブルを起こしてしまうことがあります。この多くは、MRが曖昧な態度をとることから起因します。

必ず履行する自信がなければ「約束」はしてはいけません。また、「約束」は具体的でなくてはなりません。さらに期限を設ける時間軸の概念も必要です。

ＭＳさんから「期首の合同会議資料を明日までに持ってきて」といわれたら、その場しのぎで安易に約束せず、「明日までにお持ちできる資料はターゲット先一覧表だけですが、いかがでしょうか？」と具体的に内容と期限を提示すればよいのです。

その場を取り繕うために安易な約束をすると、結果的に信頼を失ってしまうことを肝に銘じておいてください。

8 目指すは「医療のパートナー」

ＭＲに必要とされるのは、知力（知識）と行動力であるといわれています。医薬情報担当者という名のとおり、医学・薬学の基礎知識に加えて自社製品の知識を完璧に頭に入れておかなくてはなりません。そして、目指すのは「医療のパートナー」です。

かつて先生方の医薬情報の入手は、ほとんどＭＲからによるものでした。ところが、最近では先生方の医薬情報を入手する手段が多様化しています。医療情報専門サイトや企業のホームページから、都合のよい時に必要な情報だけを入手できるようになりました。ｅ－ディテールの台頭です。

この情勢を背景に、ＭＲの存在価値が問われています。医薬情報を一方通行で先生に提供するだけであれば、電子的な手段にかないません。検索機能もパソコンの方が圧倒的に早いに決まっています。

しかし、医療はそれほど単純ではありません。同じ疾病であっても患者さん一人ひとり病態が違い、先生はそれぞれにカスタマイズした治療を進めます。この場合、電子的な医薬情報には限界があります。

ここで求められるのが「医療のパートナー」です。先生に信頼され、治療の提案までできるＭＲです。

「医療のパートナー」として認められるのは容易ではありません。日々の学習で知力を磨き、行動力も備わっていなくてはなりません。しかし、もっとも望まれるものはＭＲとしての「人間力」です。ＭＲという仕事に対する情熱や真摯な姿勢、向上心、感謝の気持ちや思いやりが必要です。

前述のとおり、新人ＭＲには「初々しさ」や「爽やかさ」という特権があります。真面目に一生懸命仕事に取り組んでいれば、それが人には「誠実」と受け取られます。

新人ＭＲが「医療のパートナー」を目指す第一歩は、常に真摯な姿勢でＭＲ活動に取り組むことです。この積み重ねが「人間力」を増し信頼を得ていくことになるのです。

第6章　新人MRの医薬情報提供活動

1 新人MRとして扱ってもらえる猶予期間

MRの1年目は、とにかく大変です。「医療のパートナー」になるために医学・薬学の基礎を徹底的に学びます。しかし、導入教育が終了した段階では、とても先生方と会話できるレベルではありません。そんな未熟な知識レベルであっても、そのエリア(施設)の担当者として先生方と面談をしなくてはならないのです。では、先輩MRたちはどのようにして今日に至ったのでしょうか?

答えは「実学」です。MR活動をしながら学んでいくしかないのです。面談してくださる先生には申し訳ないのですが、新人MRにはある程度まで大目に見てもらえる期間があります。これが新人MRとして扱ってもらえる猶予期間です。

しかし、許容には限度があります。新人MRとしての猶予期間は翌年3月までの期間限定で、レベルアップしようとする努力を怠らないという条件付きです。

許容に甘えたままで向上心が見られないMRは、いずれ見限られます。いつまでも許容に甘えてはいられないと、常にレベルアップしようとする姿勢が見られるから、先生は許容してくださるのです。もし「勉強なんかしなくてもけっこうMRとして通用するじゃないか」という姿勢が見られたら、「甘えるな！　いい加減にしろ！」ということになります。

とにかく1年目は徹底的に勉強してください。自力で理解できないことは先輩MRに聞くか、臨床医学の実際については先生に教えていただくことがあってもいいでしょう（限度はありますが）。

2　新人ＭＲでも許されないこと

新人ＭＲの医学・薬学の基礎知識が一定レベルに達するまでは、ある程度時間がかかります。しかし、「新人ＭＲだから知らない」では通らないことがあります。それは自社製品の知識です。

特に新人ＭＲとしての猶予期間中であっても絶対に「知らない」では通用しないのが、添付文書の記載内容です。これだけは許容されません。

自社製品の安全性情報だけは完璧に覚えてください。安全性情報を知らずして特徴や他剤との比較は語れません。先輩ＭＲの製品紹介を見て、これを真似ることはできます。しかし、先生から使用上の注意について聞かれ、これに即答することができなかったら、「君は医薬品の最も重要な情報がわかっていないのかね？」と呆れられます。一気に信用を失うことになりかねません。

先生が初めて処方される医薬品は、ＭＲからの情報提供による場合がほとんどです。たとえ新人ＭＲであっても、自社製品を紹介する以上は責任があります。あなたの未熟な情報提供で患者さんに健康被害が及ぶことだってあるのです。

せめて添付文書に記載されている内容ぐらいは、完璧に頭に入れておかなくてはなりません。安全性情報だけではありません。効能効果や用法用量などが即答できないなんて、絶対に許されないのです。

3 情報提供の際のマナー

ＭＲの情報提供手段の基本的なツールとして、製品情報概要・添付文書・インタビューフォームが基本３点セットです。また、日常のＭＲ活動においては、リーフレット・パンフレットと呼ばれる販促資材も使います。

■どこに何が書いてあるかを頭に入れておく

製品情報概要はもちろんのこと、学術資材（販促資材）は「どこに何が書いてあるか」を頭に入れておくことが必要です。新人ＭＲの猶予期間中であっても必須です。

事前にテーマを考えて面談に臨みますが、先生との会話次第で話がどう展開するかわかりません。

「今日は安全性を中心に話をしよう」と考えていても、話が相互作用・併用注意から代謝に及ぶかもしれません。

実践では緊張や時間の制限もあります。新人ＭＲには持っている知識量の限界もあります。周到な準備を心がけてください。

資料を提示する際、先生と正対する時は注意が必要です。この場合、資材は自分とは反対の向きで先生に示しますが、たとえ見慣れた資材であっても反転すると指摘された箇所がうまく指せない場合があります。

直前でかまいません。リーフレットを反転させて眺めて見ることをおすすめします。

■先生にグラフの説明をする時の注意

図表の細かいところを指して説明する場合、ボールペンの先を使ってはなりません。筆記用具の先で示す行為は、上から目線で「ここを見ろよ」と指示しているようなものです。

説明時にはできるだけ筆記用具は使わないようにします。用具を持った時点で、それは「指示」となります。なるべく指をそろえた状態で掌を上にして示します。手の甲を上にして示すのは、上位者が下位者に対してする行為です。どうしてもグラフの細かい部分を示す場合には、先生に「失礼ですが使わせていただきます」と一言断り、ボールペンの頭の部分を使って示します。

グラフを説明する際は特に念入りに準備をしましょう。縦軸と横軸の情報に加えて、単位もしっかり頭に入れておきましょう。

4　学術資材を活用する際の常識

■リファレンスの確認

「参照」、「参考文献」、「出典」などの引用を総称してリファレンスといいます。スライドの右下にある小さな文字がそうです。スライドだけではありません。製品情報概要をはじめとして、リーフレットなどすべての学術資材・販促資材にリファレンスはあります。これが「データの信憑性」につながります。「社内資料」のデータなのか、世界的に有名な医学雑誌に掲載された内容なのか、リファレンスを見ればわかります。新人ＭＲのみなさんも、リファレンスを意識するようにしてください。

■インパクトファクターとアイゲンファクター

リファレンスの多くは、医学雑誌に掲載された論文（文献）です。この医学雑誌には、インパクトファクター（Impact Factor：ＩＦ）というものがあります。これは学術雑誌の影響度を測る指標であり、1論文あたりの引用回数の平均値を計算しています。インパクトファクターが高い雑誌ほど、影響力の高い論文を収録しているといえます。インパクトファクターは、医学雑誌の最もポピュラーな指標となっています。

アイゲンファクター（Eigen Factor：EF）は、新しく導入された雑誌の重要度を示す指標です。「論文数の少ない小規模雑誌が高く出やすい」「レビュー誌は引用されやすいので高く出やすい」などのインパクトファクターの問題点を解消するものとして、注目を浴びています。

算出方法はインパクトファクターと比べるとかなり複雑です。インパクトファクターは算出時にどの雑誌も同等に扱いますが、アイゲンファクターは「重要な学術雑誌から引用されている学術雑誌は重要である」との考えに基づき、Google のページランクのように独自のアルゴリズムで雑誌に重み付けをしています。

■文献にマーカーは引かない

文献（論文）の取り扱いについて、常識的なルールをまとめてみました。

・論文にマーカーを引く	×
・論文の読んでもらいたい部分に付箋をつける	△
・論文の必要なページだけをコピーする	×
・文献（論文）の出版社制作の別刷りを先生に渡す	○
・論文全ページをコピーする	×
・インターネットからダウンロードした文献を先生に渡す	×
・販促資材にマーカーを引く ↓先生の著作権が発生しないものであればかまわないが、 ＭＲがマーカーを引く行為そのものを嫌う先生もいる	△

医学雑誌の文献別刷り（論文）にマーカーを引くことはマナー違反です。なぜマナー違

反なのでしょうか？　確かに、忙しい先生に「この部分だけ目を通してください」というMRの切実な気持ちは理解できます。

文献にマーカーを引くことは単にマナー違反ではなくて、もっと重要な意味があるからです。論文は医師にとって研究成果であり、業績であり、知的財産なのです。マーカーを引くことは財産を勝手に加工することと同じです。この気持ちは論文を書いたことがある人でないとわかりません。先生方は皆さんご存知です。

5 周辺知識の重要性

ＭＲの医薬情報提供は添付文書に記載されている内容が基本です。自社製品について「知らない」では通りません。しかし、自社製品の知識だけでは、先生との会話がうまく進みません。そこで必要となるのが周辺知識です。

プロトンポンプ阻害薬の紹介をする際、もちろん添付文書に記載されている情報の提供は必須です。しかし、これに加えて周辺知識、たとえば逆流性食道炎の患者さんの増加やヘリコバクター・ピロリの除菌についての新しい知見、胸やけや咳による患者さんの苦痛についてなどを先生と会話していくのです。基本的な医薬情報に周辺知識を肉付けすることによって、ｅ－ディテールには真似できない効果が生まれます。

それでは、この周辺知識をどうやって習得すればよいのでしょうか？　それは日々の意識しかありません。何事にも興味を持ち、常に新しい情報を入手しようとする貪欲な姿勢が必要なのです。

優秀といわれる先輩MRは、学会情報に敏感です。無意識のうちに学会カレンダーを眺め、いつどこでどういう学会が開催されているかを知っています。先生に一度会っただけで、書架にあった定期購読の医学雑誌名や外来に貼ってあったポスターを覚えています。

情報に敏感なMRと日々ボーっとしているMRとでは、あっという間に差が出ます。新人MRの皆さん、最初が肝心です。情報は貪欲になんでも吸収しようというスタンスで取り組んでください。

コラム：8　診療報酬のしくみ

周辺知識は学会情報や医学・薬学の知識だけではありません。医療制度、特に診療報酬に関して先生方は敏感です。診療報酬は重要な周辺知識として、また医薬品業界に身を置く者として「知らない」では通らない必須の知識です。

まず、MRテキストにもある「医療保障」について復習しましょう。

日本では国民皆保険制度により医療が提供されています。医療保険は職域保険と地域保険に分かれており、皆さんのような製薬企業に従事する人は職域保険である各健康保険組合（保険者）に加入し、一部負担金を除く部分が保険者から給付されます。

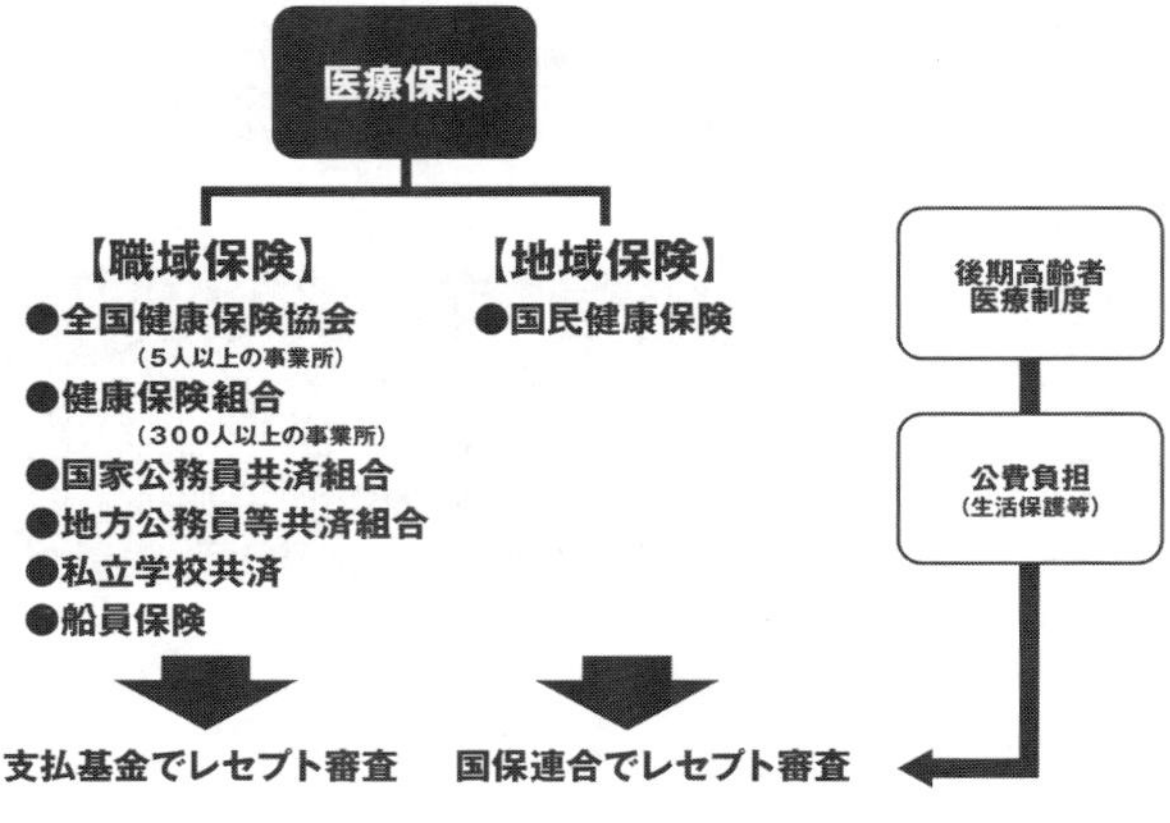

医療機関は直接的に保険者に「診療報酬」を請求するのではなく、職域保険であれば「社会保険診療報酬支払基金（通称：支払基金）」、地域保険であれば国民健康保険団体連合会（通称：国保連合）に請求します（一部の大企業では直接保険者に請求する場合もあります）。

支払基金や国保連合は、診療報酬の「審査」及び「支払」について、保険者等の委託を受けて実施する審査支払の専門機関です。

開業されている先生は、医師でありまた経営者でもあります。もしMRからの適正使用情報の提供が不十分であった場合、支払基金や国保連合の審査で診療報酬明細書（レセプト）が査定され、返戻を受けることになります。

したがって、開業されている先生方は診療報酬について敏感にならざるをえないのです。

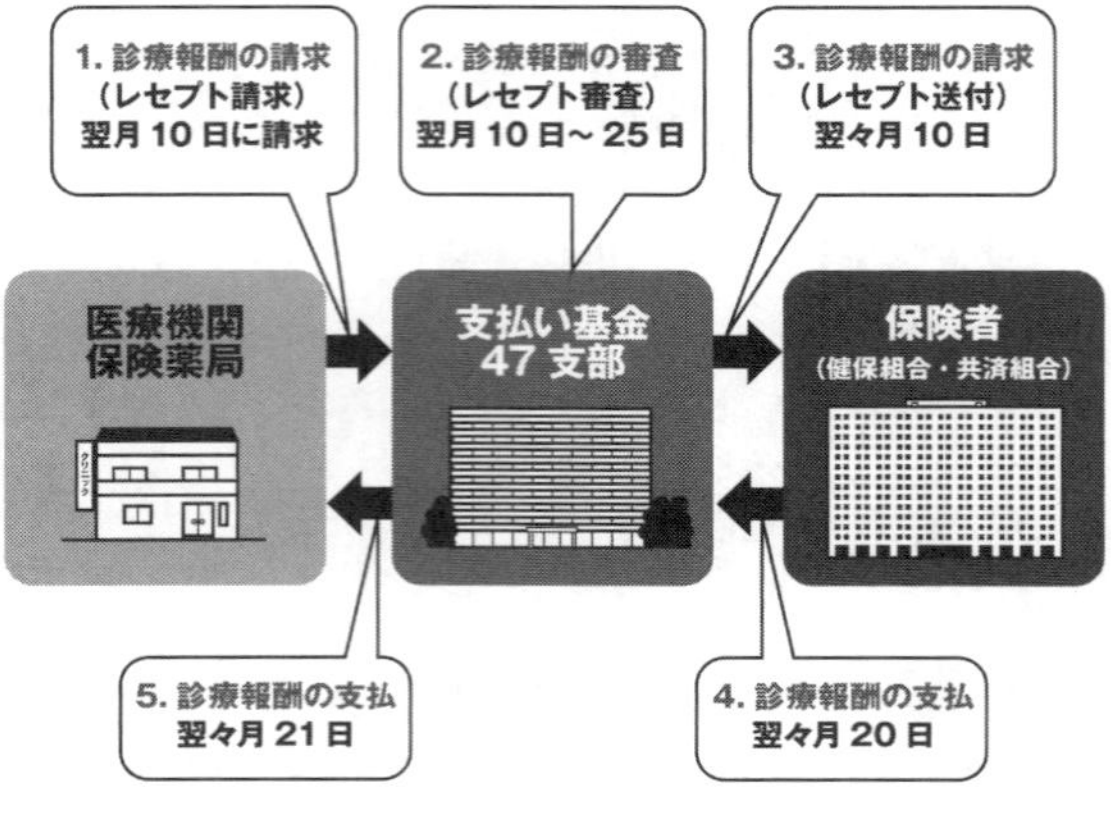

次に診療報酬の請求・審査・支払の流れを、社会保険診療報酬支払基金を例にとって示します。

患者さんが受診した医療機関は翌月10日までに支払基金にレセプト請求しますが、医療機関に支払基金から支払われるのは翌々月の21日となります。もし支払基金がレセプトの誤記入を確認した場合は返戻され、さらに遅れてしまいます。

ＭＲが効能・効果や用法・用量といった基本的な内容を当たり前に伝えることが大事であることを理解できたと思います。適正使用の情報提供は、患者さんだけでなく医療機関にとっても重要なのです。

6 最低限知っておきたい統計用語

統計で使われる用語はMRテキストでも紹介されていますが、特にMR活動で繁用される用語を集めてみました。

偏差

単純に平均値から引き算した値です。母集団の中でどのくらい平均からずれているか、と考えてください。

標準偏差

平均値とは違い、そのばらつき具合を示す指標が標準偏差です。標準偏差の値が大きいほど、分布のばらつきが大きくなります。

中央値

メディアンともいわれ、平均値と類似しています。中央値はデータを小さい方から並べた時にちょうど真中にくる値です。用途によっては平均値よりも中央値のほうが優れている場合があります。

最頻値

モードともいわれ、母集団の中で最も頻繁に登場する値をいいます。

有意差

確率的に偶然ではなく、意味があるとされることです。医学統計では、一般的に偶然が5％未満であれば意味があるとされています。この5％を有意水準といい、$P < 0.05$と記され、「有意差あり」ということになります。

有意水準は0・05が一般的ですが、0・01や0・001が用いられる場合もあります。データ表示は0・05水準が＊、0・01水準が＊＊、0・001水準が＊＊＊となります。

ある中学校の中間テストで英語の点数は以下のとおりでした。

鈴木君…80点　山本君…40点　渡辺君…60点　小川君…50点　佐藤君…70点

この母集団の平均点は、(80＋40＋60＋50＋70)÷5＝60で、60点となります。

ちなみに、中央値も渡辺君の60点です。

鈴木君の偏差は80－60＝20であり、山本君は40－60＝－20となります。

この5人の母集団のばらつき具合を見たいのですが、5人の偏差を合計すると、当然0になります。

そこで、この5人のそれぞれの偏差を二乗し、和を求めることにしました。

$$20 \times 20 + (-20) \times (-20) + 0 \times 0 + (-10) \times (-10) + 10 \times 10$$

合計で1000になります。これを5で割って平方根を求めると14・1となります。
これがばらつき具合を示す標準偏差です。

7 臨床研究でよく使われる用語

EBM

個々の患者の治療をするにあたっての意思決定を、その地点での最良の根拠（エビデンス）に基づいて行うことです。

アウトカム

さまざまな曝露、治療や予防などの医学的介入から生じるすべての結果をいいます。

イベント発生率

治療群と対照群のイベントの発生に有意差があるかどうかを検討するための指標です。

バイアス

人為的なものや、その他の理由によって生じたデータの偏りのことをいいます。

マスク化

どの患者に実薬を割り付けたかプラセボを割り付けたかを知ってしまうと、判断に先入観が生じる可能性があります。これを防ぐための方法をマスク化といいます。

エンドポイント

臨床試験のさまざまな評価項目のことです。かつての延命治療が重要視されていた評価項目は死亡であり、「死亡=生命の終了地点」ということでエンドポイントという言葉が生まれました。

プライマリーエンドポイント

主要なエンドポイントのことです。

サロゲートエンドポイント

サロゲートとは、真のエンドポイント（トゥルーエンドポイント）評価が難しい場合、その代理として用いられます。臨床判断に直接結びつくものではなく、主に薬理作用のものをいいます。

同等性試験

比較する２つ以上の薬剤の効果が、臨床的に重要な意味を持つほど異ならないことを証明しようとする試験です。

非劣性試験

ある薬剤が比較薬剤（実薬あるいはプラセボ）よりも臨床的に劣らないことを証明しようとする試験です。

8 臨床試験・臨床研究の種類

観察研究と介入研究

患者さんに積極的な介入を行わない臨床研究を観察研究といい、患者さんに何らかの介入を行う臨床研究を介入研究といいます。

介入研究は、患者さんを2つ以上のグループに分け、それぞれに異なる治療方法（治療薬）を行う臨床研究であり、作為または不作為の割り付けを行って結果を比較する臨床研究です。

横断研究

観察研究のひとつです。現時点におけるデータを収集するためのもので、時間的経過を伴わないものです。

コホート研究

これも観察研究のひとつです。ある個体群を対象に、現時点から未来に向かって追跡調査をしていきます。ある因子がある疾病のリスクファクターかどうかを見出すために用いられます。有名なコホート研究として「フラミンガム研究」くらいは新人MRでも知っておいてください。

フラミンガム研究

長期間にわたる米国・ボストンの郊外の小さな町であるフラミンガム地区の住民（集団＝コホート）を対象にした心血管系 疾患の危険因子を探る調査研究です。この町が選ばれた理由は、住民の健康状態の把握が容易だったからとのことです。

二重盲検試験

医薬品の効果を確認する場合、被験者（患者さん）の思い込みによる影響を排除するために、実薬を投与する群と薬効成分を含まないプラセボ（偽薬）を投与する群に分けて効果を検証する試験です。この場合、患者さんにも医師にもどちらかわからないようにしてあります。

クロスオーバー試験

交差試験または交互試験ともいわれます。2群の各被験者に薬剤Aと薬剤Bを、互いに時期をずらして投与し、それぞれの効果をみる試験です。

	時期1		時期2
被験者群①	薬剤A	→	薬剤B
被験者群②	薬剤B	→	薬剤A

ランダム化比較試験

介入研究のひとつであり、比較したい介入を2つのグループにランダムに割り付けて調査する試験です。治療の効果を検証する目的に最も適した研究デザインであり、統計処理にも非常に強いデザインです。しかし、大規模で長期的な介入試験になる場合が多いため、実行コストが非常にかかり、倫理的な問題もつきまとう試験です。

9 会話で使う特有の言い回し

■断定を避ける言い回し

〜と考えられます
〜と思われます

先生にデータを紹介する場合、この2つの言い回しをよく使います。というのは、医薬品において「絶対」はないというのが常識だからです。臨床成績を示す場合に「有意に改善しています」と表現しますが、有意差は通常P＜0.05＝5％未満であり、0.00％ではないのです。すべての患者さんに効果がある、また副作用は絶対に発生しないということはありえないのです。

「〜ではないでしょうか」「〜と示唆されています」という言い回しもよく使われます。

■判断は先生に任せる言い回し

～と考えられますが、いかがでしょうか
～と思われますが、いかがでしょうか

この言い回しもよく使われます。断定はしないまでも、「有意に改善しています」を「絶対」にすり替えてしまうような態度で示すと、「ちょっと待て！　このデータを見て判断するのは医師である私だぞ！」ということになります。

このように、先生に打診する言い回しをすると、先生から何らかのコメントが返ってきます。肯定されればデータを信用していただけたことが確認できますし、否定されれば先生のお考えを聞くことができます。

10「背伸び」の代償

人は誰でも自分をよく見せたいという気持ちがあるものです。また、恥をかきたくないという気持ちもあるものです。

新人MRの皆さんの場合、先生の会話のなかで理解できない内容や知らない用語が何度も出てくるはずです。つい、知っているフリをしてうなずいたり、わけがわからないまま会話を進めることもあるかと思います。

しかし、「知っているフリ」を続けると、いつか必ずメッキが剥がれます。ある日突然先生から「えっ？　こんなことも知らなかったの？　君はもっと勉強しているMRかと思っていた」と言われてしまうと、立ち直れないくらい愕然とします。それまで築き上げてきた信頼を一気に失ってしまったのですから。

学術知識、製品知識の重要性は、誰もが認めるところです。しかし、自分の未熟さを偽るような「知っているフリ」は、いつか必ず墓穴を掘ることになります。そうならないように、日々勉強しましょう。

もちろん新人MRが一朝一夕に先生の期待するレベルに届くはずもありません。ただ、一生懸命努力している姿勢を理解してもらうことができれば、先生は新人MRの未熟さに理解を示してくれるはずです。

新人MRの場合、先生との会話のなかで教えを請うことはある程度は許されます。もちろん回数には限度があります。しかし、「知っているフリ」という「背伸び」をこの先ずっと続けるならば、必ず信頼を失うという「代償」が待っています。

第7章　先生からの質問への対応

1 質問対応における新人MRのスタンス

臨床の先生や病院薬剤部・調剤薬局の先生にかかわらず、質問の多くは自社製品に関する内容です。この質問対応こそがMRの本分であり、またMRの能力の差が出るところです。この対応があなた自身の評価につながり、以降の信頼関係構築に大きく影響を及ぼします。

MRが扱っている情報は、人の命に関わる医薬品の情報です。導入教育中や赴任後に先輩MRから何度も言われたことだと思いますが、面談中に質問を受けた際にわからないことは「わからない」とはっきり伝え、その後は迅速に誠意を持って調べて回答することが基本です。特に新人MRはこのスタンスを強く意識してください。決して推測や曖昧な記憶での回答はしないでください。

ＭＲの情報提供の基本は「添付文書」です。まずは添付文書に記載されている最低限の内容をお伝えし、その根拠となる詳細な情報を後日回答します。特に副作用の発現率や併用禁忌・併用注意などの使用上の注意には、正確かつ迅速な対応が求められます。

【先生からの質問への対応で、使ってはいけない言い回し】

「たぶん～だったと思います」

「おそらく～」、「確か～」、「きっと～」

2　対応力は初動で決まる

質問への対応でMRの能力が計れます。信頼されるMRとされないMRとでは、この対応力が違うのです。対応力は初動で決まります。一を聞いて十を悟れば先生の期待以上の対応ができ、あなたは信頼されるMRになることができます。

初動で重要となる2つのポイントを紹介します。

■質問の真意を確認する

質問の内容を正確に把握することはもちろんですが、なぜこの質問をされたのか、真意も確認してください。たとえば、「○○との併用に注意すべき薬剤は何があるのかね？」と聞かれた場合、添付文書に併用禁忌・併用注意とされている薬剤を答えれば、とりあえず回答したことにはなります。

しかし、なぜ他剤との併用についてご質問いただいたのか、その真意を確認すべきです。

競合する他社製品に併用注意とする薬剤が多く、気にされているのかもしれません。もしそうであれば、代謝酵素など併用注意の原因となる情報を調べて情報提供すると、より先生のお役に立てるはずです。

■即答できない場合は回答期限を設定してもらう

「早急にご返答します」の「早急」は、MRが3日以内と思っていても先生にとっては翌日であるかもしれません。期限を曖昧にすると、後で信頼を失ってしまうことがあります。回答期限はMRが決めてもよいのですが、「いつまでにお持ちすればよろしいでしょうか」と先生に設定してもらった方が緊急性を確認することができます。

3 迅速性と確実性が第一

質問への回答は迅速さが第一です。しかし、その場しのぎで回答期限を早く設定し過ぎても、先生が期待するレベルに届かない回答しかできなくなってしまうことがあります。また、何でもかんでも「明日回答します」では自分の行動スケジュールがタイトになり、他の得意先にも影響が及びます。

迅速性にひと工夫してみましょう。まず回答期限より早く、結論になるメインの文献をお持ちします。さらに数日後、「ご質問に関連する文献ですが、お役に立てればと思いお持ちしました」と追加の文献を届けます。先生には「君は気が利くMRだなあ」と評価していただけます。

ただし、これは事前に先生からの質問の内容を正確に把握し、また真意を確認していなければ対応できません。的を得ていない回答では何もなりません。

気が利くＭＲは優秀なＭＲです。多忙を極める先生方は、「一を言えば十を悟ってくれるＭＲ」を好みます。「十を悟るＭＲ」になるためには、相当な感性を磨かなくてはなりません。なかなか容易なことではありませんが、いつも先生の真意を汲み取ろうと心がけていれば、自然に身に付くものです。

先生からいただいた質問の対応では、この感性が問われます。先生の信頼を勝ち取る絶好の機会です。漫然と対応するのではなく、十を悟って期待レベル以上の回答をすることを心がけましょう。

4 回答には慎重さも必要

どんなに誠意があり機転が利くMRであっても、回答ができない質問をいただくことがあります。データそのものが存在しなかったり、あるいは個人情報保護の観点から開示できない安全性情報もあります。そのような場合は「理由」を明確に伝えることです。

ベテランMRであれば先生から質問をいただいた際に、回答できるか否か、おおよその見当がつきます。しかし、新人MRの皆さんにその「見当」を望むことは困難です。何とか先生のお役に立ちたいという熱意の表れで、「わかりました。明日に必ずデータをお持ちします」と安請け合いすると、翌日「申し訳ありませんが、データがありませんでした」とお詫びに伺うことになってしまいます。

確かに熱意・誠意は大事ですが、MRには慎重さも必要です。質問の内容をしっかり考え、データの存在を知っていれば後日持参することを確約し、不明であれば「急いで確認致します」と言うべきです。

また、他社製品との比較には注意してください。医療用医薬品プロモーションコードに抵触する回答は絶対にしてはなりません。

第8章　卸の訪問

1 医薬品の流通を知る

医療用医薬品の流通をみていきましょう（73ページ参照）。一般的にメーカーにとって得意先は、自社製品を販売する卸です。しかし、医療用医薬品は専門性の高い情報を伴っていることが必然であることから、自社製品の普及のために、MRは医療機関や調剤薬局の先生方を直接訪問します。

MRという職制は、他の業種から見ると特異に映るようです。というのも、営業職でありながら自社製品を運ぶこともなく（一部直販もありますが）、また売上代金を回収することもなく、医薬品情報の提供、収集、伝達だけが業務とされているからです。

この配達業務（供給）と売上代金回収業務は、すべて卸に任せていま

医療用医薬品の流通

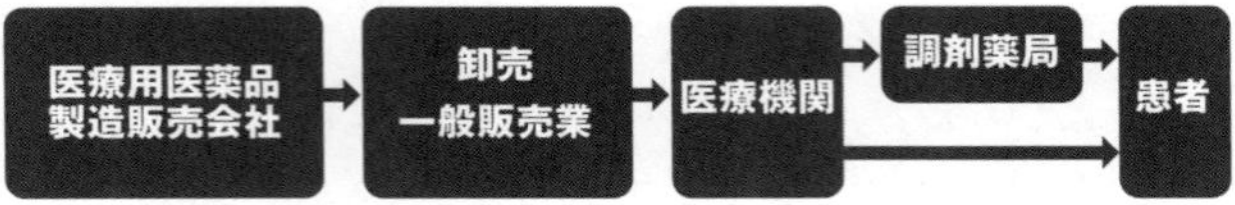

す。この2つの業務までMRが担うとするならば、とても情報提供活動に専念できるとは思えません。当然のことですが、卸はメーカーから仕入れた価格（仕切価）から医療機関や調剤薬局へ販売した価格の差額（これを売差といいます）で利益を出し、さらにリベートやアロワンスといったメーカーからの割戻しもあります（186ページ参照）。しかし、MRが情報提供活動に専念できることを、卸のMSさんに感謝する気持ちは持つべきだと思います。

医療用医薬品の供給には大きな責任があります。他の商品と違い、最終消費者が患者さんであるため、供給の遅延は許されません。供給の重要性を知ることが、医薬品の流通を知ることといっていいでしょう。

医療用医薬品は多種多品目であり、その在庫管理は大変です。冷蔵保存を必要とする医薬品や、使用期限の短い医薬品もあります。MRは包装変更や規格変更などの案内を、医療機関だけでなく、卸にもしなくてはなりません。

新人MRの皆さんは、実際に納入されている自社製品（現品）をほとんど見ていないのではないでしょうか。写真では見たことがあるとしても、現品を見ないと開封方法やどこにロット番号が記されているかピンとこないでしょう。

もっと自社製品の流通に関心を持ちましょう。そうすれば、MSさんに対する接し方も変わってくるはずです。自社製品の普及を支援してもらうことだけを考えるのではなく、MSさんに提供すべき情報を決して忘れないでください。

MRは担当しているエリアの医療機関や調剤薬局すべてを訪問することはできません。そこで、MSさんのサポートを借りることになります。MSさんにも、説明会などで自社品を知ってもらう機会が頻繁にあります。ただサポートのお願いをするだけでなく、卸の役割の重要性を認識し、MSさんの立場を考えた接し方を心がけましょう。

2 卸の機能

ＭＳさんの業務は、主に配達業務と売上代金回収業務です。また、ＭＲの情報提供活動のサポートをしてくれる場合もあります。

しかし、医療用医薬品卸売業の機能はもっと多岐にわたります。卸の機能について掘り下げてみましょう。

配送

医薬品に配達遅延は許されません。受注から即日、遅くとも翌日に納品することが原則です。メーカーへの発注から物流センターを経由して、受注→起伝→車載→納品の基本業務を滞ることなくこなしていかなくてはなりません。

保管と品質管理

卸の物流センターでは約1～2万種、各支店・営業所（デポ）では数千種の医薬品の在庫を管理します。温度管理が必要な医薬品や、めったに発注されない医薬品もあります。

特に大変なのは、ロット管理です。使用期限が逆戻りするような納品はできません。先入先出を厳守し、かつ最新のロットを納品できるように、在庫は最小限にしなくてはなりません。

販売促進

卸もメーカーと同様に同業他社との競合があります。価格交渉も含めた販売活動が存在します。また、医療用医薬品卸売業の特性として、適正使用推進業務という責務もあります。適正使用推進業務はＭＲだけのものではなく、卸にも存在します。

回収業務

売上代金の回収業務です。小切手、約束手形、支払サイト（手形の振出し日から支払期日までの日数のこと）、契約書の締結や与信管理などに関する知識を、ＭＳさんは当たり前に持っています。

残念ながら、ＭＲは営業職でありながらこの分野の知識が完全に欠落しています。しかし、自分には必要ないと考えないで、たまにはＭＳさんと世間話をしながら教わってみてはどうでしょうか。

その他

卸のなかにも管理薬剤師が常駐し、ドラッグインフォメーション（ＤＩ）管理だけでなく安全性情報を得意先に発信しています。メーカーからの医薬品情報は当然自社品に限定あるいは関連する情報となりますが、卸の立場では限定することなく安全性情報を集約して提供することができます。

また、卸の本来業務ではありませんが、医療経営のコンサルティングや医師会との情報共有、地域医療連携のサポートまで業務を広めています。

3　新人ＭＲは常に見られている

朝の卸の支店・営業所（デポ）には独特の雰囲気があります。卸の支店長・営業所長・ＭＳさんだけでなく、他社のＭＲも大勢集結しています。この他社のＭＲには、当然競合するメーカーのＭＲもいます。

ここで新人ＭＲは実に多くの人から様子を見られています。礼節や気の配り方、言葉遣いなど、他社のＭＲにとっては気になるものなのです。

新人ＭＲの持つ「初々しさ」や「爽やかさ」という特権は、誰からも受け入れられます。しかし、新人らしからぬ横柄な態度や何も話せなくておろおろしている小心な態度は目につき、すぐに噂が広まります。

特に注目されるのは服装と髪型です。新人ＭＲ本人に悪気はなくても、派手さが目立つと「生意気」ととられます。新人らしく、真摯な姿勢で卸を訪問しましょう。

もっとも大事なことは気配りです。卸に訪問したら、まず支店長や営業所長のデスクに行き「○○製薬の新人MRの△△です。」とご挨拶してからMSさんと面談しましょう。卸の支店長・営業所長はMSさんや他社のMR以上に新人MRを観察しています。MSさんだけでなく、他社のMRにも気配りをしましょう。MSさんとの話が長くなってしまった時、次に待機している状況を察知すれば一言「長くなって申し訳ありませんでした」とお詫びしましょう。

積極的に、かつ真摯な姿勢で気配りを忘れない。これが卸の訪問で一番大切なことです。

4 MSさんとの接し方

朝の卸はさながら戦場です。MSさんは1分1秒でも早く得意先に出かけなければなりません。そのような状況で、製薬企業のMRはMSさんとの打ち合わせや依頼をしなくてはなりません。

遠慮ばかりしていると、いつまで経ってもMSさんと話ができません。かと言って、図々しく接すると反発を招きます。ここが難しいところです。まさに「空気を読む力」が必要なのです。

とにかく朝のMSさんは忙しいです。発注でパソコンのキーボードを叩きながら、また倉庫へ行く階段を降りながら話をするようなことはザラにあります。

とにかく話は簡潔明瞭に、要点だけを伝えることを意識してください。短時間で伝えることが難しいならば、メモを渡すか、ゆっくり話ができる時間帯を聞くことです。

得意先での待ち合わせは有効です。1対1で話すことができ、時間も朝ほどタイトではありません。ただし、得意先での打ち合わせは場所を選びましょう。絶対に患者さんの前ではMSさんと話をしないことです。診療の場にMSさんとの商談を持ち込んではなりません。

5 卸は情報の宝庫

卸の支店・営業所には、他社のMRも大勢集結しています。新人MRの行動・言動は常に見られていますが、こちらも他社のMRを観察しましょう。

いま、どのメーカーがどの製品に注力しているか、他社のMRの訪問頻度やMSさんの机の上に置いてある販促資材で、おおよその動向は把握できます。

MSさんとの信頼関係が構築されると、MSさんから多くの情報を教えてもらえます。MRでは知り得ないような情報も、MSさんは持っています。そう簡単には教えてもらえませんが、「この新人MRは信用できる」と認めてもらうと、お互いパートナーとなっていろいろ協力してくれるようになります。

意外と見落としがちなのは、商品管理担当の方からの情報です。MSさんのデスクがあるフロアとは違う場所にいらっしゃるケースが多いので、つい足が遠のいてしまうのですが、日頃から包装変更などの案内をきちんとしていると信頼されるようになり、商品管理の立場ならではのアドバイスをもらうことができます。

卸は情報の宝庫です。常にアンテナを高くしておくと、多くの情報を入手することができます。卸を訪問することが目的ではなく、訪問して何かを得ることが重要なのです。

6　マージン、リベート、アロワンスとは

　卸の利益体系は複雑です。皆さんの所属する支店には流通担当や特約店担当の方がいると思います。通常、卸施策や卸からの売上代金回収は専任の方が担当し、新人MRが直接関与することはないと思います。しかし、MSさんには利益管理が求められており、新人MRもせめて文言だけは理解しておかなくてはなりません。またどのように卸は利益をあげることができるか、利益体系はしっかり理解しておいてください。

売差

　メーカーが卸に販売する価格を仕切価といいます。仮

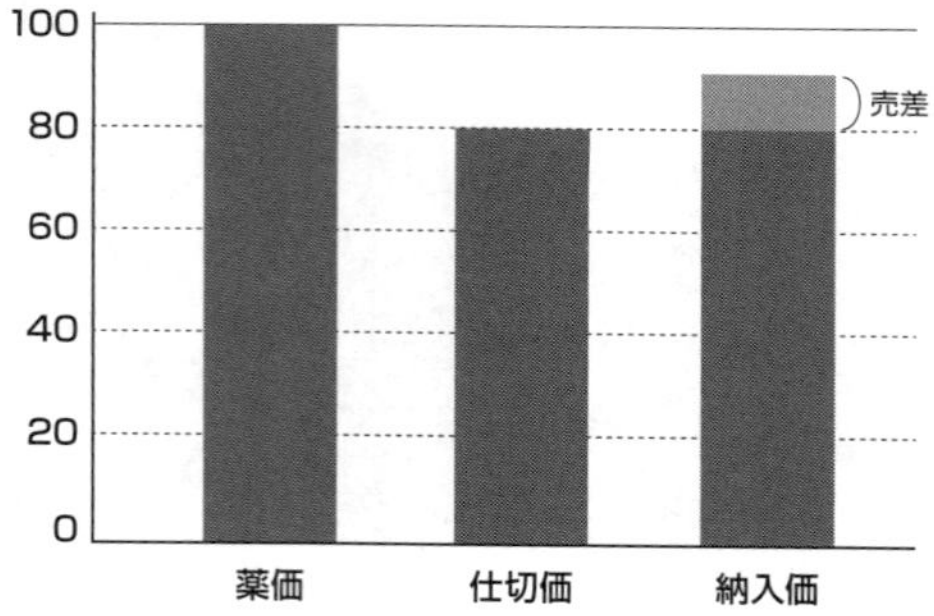

に100円の薬価の医薬品の仕切価を80円とし、これを医療機関に90円で販売したとするならば10円が卸の利益となり、これを売差、あるいは一次売差、一次マージンといいます。

リベート（割戻し）

さらに、メーカーから卸（特約店）に対して売上高、送品額、債権回収サイト、在庫管理が難しい特定品目に対して売上の割戻しをします。これは卸機能を評価して支払われるもので、「二次のマージン」ともいわれます。

アロワンス

これは、卸（特約店）の販売促進活動に対する報奨が目的であり、いつも定率で支払われるものではありません。このアロワンスを「三次のマージン」といいます。

売差からアロワンスまで三次のマージンがあります。正確にいうと、卸にとって仕入原価とは仕切価ではなく、仕切価から割戻しとアロワンスを引いたものになります。しかし現実には、売差がマイナスとなり、これを割戻しとアロワンスで補填してやっと±0という厳しい状況であり、卸の収益性はどんどん低下しています。

7 卸への情報提供を忘れるな

ＭＲの情報提供は、とかく医療機関にばかり向けられがちです。しかし、卸の関係者への情報提供も忘れないでください。担当デポが決まったら、どの職制の人にどのような情報を提供すべきかを確認しましょう。

■管理薬剤師の方への情報提供

ＤＩの問い合わせはメーカーのコールセンターにだけ寄せられるわけではありません。卸の管理薬剤師の方にも頻繁に問い合わせがあります。添付文書の改訂など、安全性情報は必ずデポの管理薬剤師の方に伝えましょう。

問い合わせをされる先生方が、問い合わせ先をメーカーと卸とを使い分けている場合があります。当然のことですが、メーカーのコールセンターの持つ情報はほぼ自社製品に限定していますが、卸の管理薬剤師の方は多くのメーカーの製品の情報を持っています。したがって、該当する製品の詳細情報はメーカーに、同種同効製剤全般に関する問い合わせは卸に確認します。

■商品管理担当の方への情報提供

包装変更は当然のこと、発売案内、規格追加、効能追加、発売中止案内、添付文書に記載されている貯法の変更なども必ず伝えてください。商品管理担当の方にはメーカー本社からの多くの情報が卸の本社経由で寄せられます。しかし、これでは不十分なのです。実際にMRが案内チラシの写真を提示しながら説明することが必要です。

■MSさんへの情報提供

営業職であるMSさんには要点だけを説明し、文書で渡すべきか口頭だけでよいか指示を仰いでください。MSさんは一人ひとり情報の捉え方が違います。重要な情報であるかどうかはMSさん自身が決定します。

ただし、規格や包装の変更は商品管理の方だけでなく、MSさんにも必ず案内しましょう。実際に納品して医療機関の先生方と接するのはＭＳさんです。外函が小さくなったとか、小包装ができたという情報は必ず伝えるべきです。これは、医療機関におけるＭＳさんの信用にもかかわることです。これを怠ると、ＭＳさんとの信頼関係を失いかねません。

第9章　プレゼンテーション

1　説明会の準備

先輩ＭＲとの引き継ぎが終わると、すぐ独りで説明会を実施する機会が訪れます。導入教育や営業所で何回もトレーニングを積んだはずです。しかし、初めて独りで実施する場合は緊張してしまいます。緊張して当たり前なのです。

説明会本番のプレゼンテーションの練習も大事ですが、もっと大事なことは「事前の準備」です。先生との打ち合わせが不十分で出席される先生方の数を間違えた。弁当の手配はしたものの予定の時刻に届かなかった。プロジェクターとパソコンをつなぐケーブルを会社に忘れてしまった。こんな事態が起こるとプレゼンテーションどころではなくなります。

説明会はよく「準備が7割」といわれます。説明会がうまくいくかどうかは、前日までの準備で70％決まっているということです。

説明会の日程が近づいたら、まず1週間前に確認し、できれば前日にも先生に確認したいものです。確認すべき事項は次のとおりです。

①説明会のテーマ
②開始時刻と持ち時間
③場所（会議室）
④出席される先生方の人数

説明会に変更はつきものです。どんな変更にも対応できるプロ意識を持って臨んでください。

会社で、また営業所で説明会チェックリストを作成している場合がありますが、参考までに例を示します。

説明会チェックリスト

日　時：　　　月　　　日（　）　　　開始時刻：
場　所：
テーマ：
人　数：

【～７日前】

□ 日時の確認　（変更の可能性：　　　　　　　　）
□ 場所の確認　（机：　　　　　ＡＣ電源：　　　　スクリーン：　　　）
□ 持ち時間　（　　　　分）
□ 人数　（変更の可能性：最大　名・最少　名）
□ 弁当手配　（業者名：　　　　　待ち合わせ：　　　）
□ 社内プロジェクター予約

【～３日前】

□ 配布資材準備　（　　　部）
□ プレゼン内容編集
□ 想定質問の関連文献・資料の準備
□ ＰＣ・プロジェクター動作確認、文字ズレ・誤植確認

【前日】

□ 場所と開始時刻の再確認
□ 人数の再確認
□ 弁当業者に個数・内容・待ち合わせの再確認
□ 機材確認
（□PC　□プロジェクター　□レーザーポインター　□スクリーン　□ケーブル）
□ プレゼン事前演習

2 プレゼンテーションの基本

プレゼンテーション・スキルについては、導入教育期間中にトレーニングを受けていると思います。研修部や場合によってはプロのインストラクターから指導があったことでしょう。

また、配属されてからも、営業所内で製品説明会を想定した先輩MRからのトレーニングがあったかもしれません。細部は会社やインストラクターによって少し異なる点がありますが、本筋は同じはずです。

ここでは病院の会議室などのように、比較的広いスペースでの説明会を想定し、「プレゼンテーションの基本」を再確認します。

■目線と声の大きさ

下のように医局説明会で机がスクール形式で並んでいると仮定します。

スタートする時の目線は一番後ろの17番か20番の席に合わせ、挨拶と自己紹介の時に一番後ろに声が届くように声の大きさを調整します。

その後の目線の配り方は、出席されている先生方に対して均等になるよう、ひとつのセンテンスごとに目線を切り替えます。基本的に声の大きさは一定ですが、特に強調したい部分は大きくコントラストをつけてトーンを上げます。

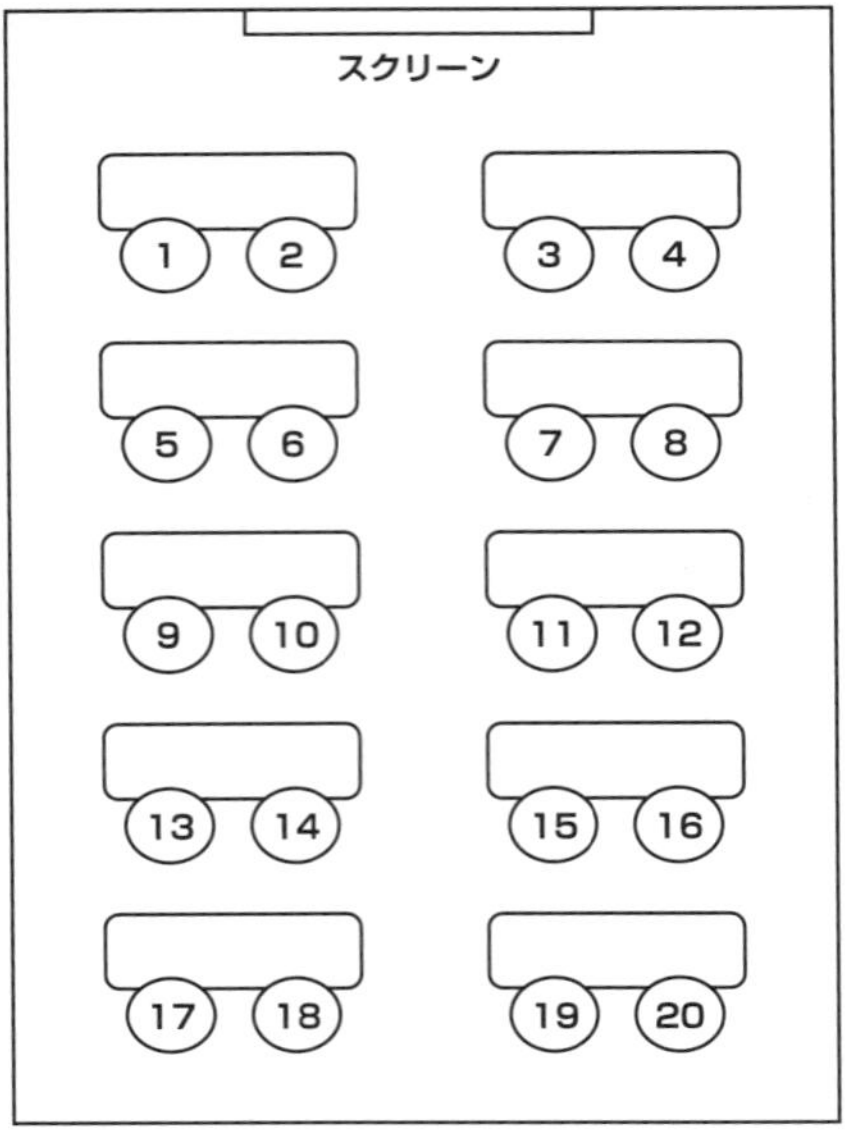

■立ち位置と姿勢

立ち位置はスクリーンの左手が基本ですが、部屋の構造によってはこの限りではありません。いつもカンファレンスや説明会に使用されている会議室であればそれなりの配置になっており、部屋に入れば定位置が予測できるものです。

姿勢は重要です。背筋を伸ばして、無駄な動きをせず凛とした姿勢で臨みましょう。背筋が曲がっていると、あたかも説明に自信がないように見えます。

■喋るスピード

説明会では往々にして喋るスピードが速くなるものです。一般的に、速くしゃべると声は細く高くなり、遅くしゃべると声は太く低くなります。速く話すと説得力に欠けてしまいますが、ゆっくり話すと聞き手に信頼感や落ち着いた印象を与えることができます。

プロのアナウンサーがニュース原稿を読む時、スピードは1分間に約400字といわれています。このスピードで事前にトレーニングしてください。日常会話よりかなりゆっくりだと感じるはずです。

説明するのは医薬品です。先生方に信頼感を持ってもらうためにも、ゆっくり落ち着いて喋りましょう。

3　プレゼンテーションの4つのタブー

説明会で絶対にやってはいけない4つのタブーがあります。

①レーザーポインターのグルグルまわし

レーザーポインターの使用は、極力少なくすることが基本です。ポインターはその名のとおり点を指すもので、これをグルグルまわされては、見ている方は不愉快です。目がまわることはないにしても、イライラするものです。

長い文面をレーザーポインターでなぞりながら喋ることもやめましょう。見ている方は「君に指されなくてもわかっているよ」と言いたくなります。

レーザーポインターが登場する前は「指示棒」というものを使っていました。要するに、「ここを見ろよ」と指示する「上から目線のツール」なのです。使用は最小限にするのが鉄則です。

また、スクリーンに向かって左に立つ時は左手で、右手に立つ時は右手1本でレーザーポインターを持つことが基本です。細かいところを指す場合は、空いている手で支えるとポインターが固定されます。

②首より上に手をやる

具体的に例を示すと、失敗してしまった時に照れ隠しに頭をかいてしまうような行為です。また、無意識のうちに自分の顔を何度も触ってしまう人は多くいます。緊張すると、普段とは違った動作が無意識に出るものです。

特に注意しなくてはならないのが女性MRの髪です。説明会の時には必ず髪をまとめましょう。スライドのコマ送りでパソコン操作をする度に髪を上げるしぐさは見ていてイライラします。

③先生方に背中を見せる

準備不足でスライドの内容を覚えていないと、どうしてもスクリーンを見ながら説明することになります。そうなると、プレゼンターは目線を配るどころかスクリーンの文字面を読むことで精一杯です。テレビのニュースでキャスターがカメラを見ず、ひたすら机の原稿を読んでいる状態を想定してください。これと同じです。

プレゼンターは観客に背中を見せてはなりません。主役である先生方を背にしては失礼です。レーザーポインターを使う時は、体を少しだけねじれば大丈夫なはずです。

④後ろに手を組む

プレゼンターであるMRは、自然に腕を下ろすようにします。前に手を組むことはまだ良しとされますが、後ろに手を組むことは絶対にしてはなりません。後ろに手を組むことは、上位者が下位者に対してとるポーズです。

このほかにもいろいろ「クセ」はあるものです。また「クセ」は自分で気付かないことが多いものです。営業所でトレーニングを実施する際は、必ずクセを指摘してもらいましょう。

4 説明内容の構成

プレゼンテーションの学習で必ず登場するのがＰＲＥＰ法です。ＰＲＥＰ法とは、基本的なプレゼンテーションの構成法です。

まず冒頭に「本日は○○の臨床成績と安全性、特に選択的な受容体結合についてご紹介せていただきます。ぜひ治療の選択肢としてご検討いただきたいと思います」のように「要点（Ｐ）」を明確に伝えます。

次に冒頭に示した要点の「根拠（Ｒ）」を示し、これによって得られる患者さんと先生の治療上の有用性を「事例（Ｅ）」として提示します。最後に、あらためて「要点と結論（Ｐ）」を伝えてクロージング。

この簡潔明瞭で結論を先行させる進行によって、聞き手の先生方にわかりやすく伝えることができます。

P	(Point)	要点・結論
R	(Reason)	理由・背景・根拠
E	(Example)	事例・仮説
P	(Point)	結論の再確認

最初の「P」で先生方は話の展開が予測でき、聞きながら話を整理しやすくなります。重要なのは「R」です。「P」で先生方に関心を持っていただいても、その根拠が乏しければ期待ハズレと思われてしまいます。ここはしっかりと準備しておきましょう。

だらだらと進行する説明会が最も嫌われます。何を言いたいのかわからない内容では、先生方にとって時間のムダです。PREP法を意識した説明内容の構成を考えてください。

前述のとおり、喋るスピードが速くなってしまうと説得力に欠けてしまいます。そうならないためにも、スライド全体の構成は時間的な余裕を持たせましょう。あれもこれも伝えたいという気持ちはわかりますが、欲張ってしまうと往々にして失敗するものです。

5 パワーポイントの作り方

説明会で使用するパワーポイントの多くは、本社プロダクト担当の作成するものがほとんどだと思います。プロモーション資材のひとつとして考えられ、プロモーションコードを遵守した内容になっているはずです。新人MRの皆さんが勝手に作り変えることは、好ましいことではありません。

しかし、パワーポイントの作成にあたり、最低限のノウハウは知っておくべきです。

文字は大きく

プレゼンテーションを行う会議室の大きさにもよりますが、最後列から見ても確認できるように文字は大きめに作ります。タイトルは36ポイント以上、本文は24ポイント以上が目安です。文章を載せることは避け、箇条書きにするなど、要点を示すことが重要です（ただし、添付文書の内容など、省略してはいけないものは除きます）。

アニメーションは少なめに

強調するためにアニメーションを入れると効果的です。しかし、多用すると見ている方はイライラします。

5色以内にまとめる

全体的に統一感を持たせて、5色以内にまとめるとよいでしょう。多色のスライドは、強調すべきポイントが強調されなくなります。7色を超えると全体に落ち着きのない印象となります。デザインテンプレートを使用する場合は、シンプルでおとなしいものを選びます。

コントラストと配色

色の使い方には法則があります。黒い背景に最も映える色は黄色と白色です。緑色のような中間色の背景で赤色の文字を載せると「色が溶ける」といわれ、見にくくなります。暗い背景に明るい文字を載せると大きく見え、その逆は文字が小さく見えます。

6 うまくやることが目的ではない

プレゼンテーションの基本やパワーポイントの作り方を示しました。これは説明会のプレゼンテーションスキルを上げること、パワーポイントをキレイに見せるノウハウです。しかし、説明会はうまくやることが目的ではありません。キレイに見せることが第一であれば、プロのアナウンサーを使って収録したＤＶＤを再生すればよいとは思いませんか？

自分が思い描いたとおりのプレゼンテーションができ、完璧な説明会だったと満足したにもかかわらず、その後成果に結びつかないということも多々あります。その逆で、何度も噛んでしまい緊張のあまり何を喋ったか覚えてないような説明会の後に処方が増えることがあります。

説明会の評価はＭＲではなく、先生が決めるものです。「今日の説明会はうまくいったぞ」

と自分で評価しても、先生のレスポンスが低ければ失敗です。

説明会で最も重要なことは「熱意」です。うまくプレゼンテーションすることも必要ですが、真摯に取り組む姿勢が重要なのです。

説明会は実施する日の1週間前から始まっています。病院の医局で実施するならば、1名でも多く出席していただけるよう先生方に出席のお願いをする。そして説明会終了後には、出席されたすべての先生にお礼に伺う。これらはMRの熱意があってこそです。

プレゼンテーションをキレイに見せることとは、持って生まれた資質に依るところが大きいですが、「熱意」は本人の気持ち次第です。まず「熱意」を持ち、これにプレゼンテーション・スキルが備われば怖いものはありません。

第10章　営業能力開発ってなんだろう?

1 新人MRらしく―スキルの指南には乗らない

どの業界も営業能力開発が盛んに取り上げられており、書店のビジネス書コーナーには、この種の本がたくさん並んでいます。しかし、なかには新人MRにはふさわしくないものもあります。たとえば、相手にNOと言わせない営業テクニックとか、ネゴシエーション（交渉術）など、相手を操るノウハウ的なものは避けるべきです。

皆さんに提案します。

「新人MRである1年間は、テクニックやスキルに無関心でいましょう！」

MRという職制は特殊な営業職です。ほかの業界と違い、膨大な医学・薬学の知識がベースになければ務まりません。まずは知識の修得が最優先なのです。未熟な知識レベルでセリングスキルを習得することは好ましくありません。

前述のとおり、新人ＭＲには「初々しさ」や「爽やかさ」という特権があります。これは、新人らしく真摯に仕事に取り組んでいるから、未熟な知識レベルであっても許容してあげよう、という意味なのです。

それにもかかわらず営業スキルに走ってしまうと、自ら「特権」を放棄することとなり、真摯さも失い、知識が乏しいただのズルい営業マンになってしまいます。

自分の未熟な知識レベルを認識し、誠心誠意、仕事に取り組んでいれば「誠実」として人の心に映ります。ただし、いつまでも特権に甘えていてはなりません。日々知識を積み上げていくことが新人ＭＲの責務なのです。

2 最初はOne wayでかまわない（まずは製品知識の完璧な習得）

「最近の若いMRはみんな優秀だよね。でも…」という言い回しを聞くことがあります。最後の「でも…」はどういう意味なのでしょうか？

MRは知識はもちろんのこと、傾聴力、質問力、提案力も持ち合わせていなくてはなりません。ところが、最近のMRは自社製品の特徴を一方的に説明するだけで、会話になっていないということです。先生方は「もっと我々の立場で物事を考えるコミュニケーション能力を磨いてもらいたい」と考えています。

しかし、新人MRの皆さんは、まずこの一方通行の説明が完璧にできるようになることを第一に考えてください。もちろん、いま先生が急いでいるのか時間に余裕があるのかの雰囲気くらいは読めなくてはいけませんが、まずは自社製品の情報、特に安全性の情報を正確に伝えることを心がけ、それから次の段階に進んでください。

自社製品の情報すら満足に説明できないレベルで「背伸び」すると軽薄なＭＲに見えます。物事には順序があります。コミュニケーション能力は、いまＭＲ活動において最も重視されていますが、新人ＭＲの皆さんはまず基礎を固めることが先決です。

3 提案型営業なんてまだ早い？

ビジネス書でよく目にする文言です。提案型営業もしくは課題解決型営業ともいわれます。前述の One way ディテールに対比させて、得意先（先生）のメリットとなる提案を基本とする営業スタイルです。これは、テクニックやスキルとは違います。

新人ＭＲの皆さんが独り立ちした直後は One way ディテールで十分です。しかし、知識の習得が進むにつれて、One way ディテールの限界を徐々に感じてくるはずです。それはＭＲとして成長している証です。テクニックやスキルに走ることは薦めませんが、「先生の役に立ちたい」という気持ちをディテールに織り込むのは良いことです。「先生の役に立つ提案」を考えてみましょう。

「先生のメリット」とは何でしょうか？　それは先生自身のメリットではなく、より良い治療で患者さんが抱えている苦難、苦痛、負担を軽減できる「患者さんのメリット」なのです。ＭＲが先生にとってメリットとなることを考えるならば、まず患者さんのメリットを考えればよいのです。

自社製品によって患者さんのメリットとなることを考え、「このような患者さんがおみえになったら…」という「提案」をするのです。自社製品の特徴をすべて読み上げるより、「夜間の発作でお困りの患者さんがいらっしゃいましたら、弊社の〇〇の投与を選択肢としてお考えいただけますでしょうか？」という「提案」の方が先生に受け入れてもらえます。

「提案型営業」を難しく捉えないで、まずは患者さんのメリットを考えることから始めましょう。

4　説得と納得の違い

新人MRが絶対にやってはいけないこと、それは「説得」です。

新人MRといえども、担当地区を持てば相応の責任が与えられます。当然成果を求められます。しかし、結果を求めるがあまり、先生を説得しようなんて絶対に考えてはいけません。

「説得」とは、情報を伝達する側の考えを相手に「理解させよう」という強制行為であり、「提案」とはほど遠いものです。

「先生、お願いですから新規採用してください」は、口調はへりくだっていても「説得」であり、MRの自己都合以外何ものでもありません。これも熱意の表れであることは否定できませんが、上から目線の行為として当然先生からの反発を招きます。

一方、「納得」とは、相手に押し付ける行為ではなく「理解してもらおう」という行為です。相手を操るのではなく、ひとつの事象を分かち合おうとするものです。

なかなか難しいことですが、MRの「提案」を先生に理解をしていただき、同意を得ることではじめて「納得」に至ることができます。そのためには、根拠と理由を明確にすることです。先生の立場を考え、患者さんのメリットになるならば「納得」を得ることができます。

5「言われたこと」しかやらない新人MR

「最近の新人MRは、言われたことしかやらない」と揶揄されることがあります。確かに、一部の先輩MRや上司が新人MRに対してそう感じていることは、否定できません。

この理由として考えられるのは、MR業務の変化です。この10年間にほとんどの製薬企業でSFAが導入され、MRは常にモバイルを持ち歩き、本社から細かい指示を受けるようになりました。また、SFEという生産性向上システムにより、MRの行動効率が追求され、ディテールの内容も、本社から指示が出るようになりました。

これらの指示を完璧にこなすことは、かなり大変です。「最近の新人MRは、言われたことしかやらない」と言われてしまうのは、時代背景の要素が多分にあると思われます。

しかし、裏を返すと「言われたことはきちんとやっている」ということです。実は、このSFAをもっとも活用し、SFEに順応しているのは新人を含めた若い世代のMRなのです。本社からの指示をもっとも忠実に実践しているのは「新人MR」です。

「最近の新人MRは、言われたことしかやらない」と言われても、悲観することはありません。まずは言われたことをきちんとやることこそが、新人MRの務めです。

しかし、「言われたことはきちんとやっている」だけで通用するのはせいぜい3年目くらいまででしょう。言われたことをきちんとやりながらも、言われないことまで前向きに取り組むことができれば、最強のMRになることができます。

指示をこなしただけで満足せず、常にチャレンジする気持ちを持っていれば、自身の成長に必ずつながります。あなたの同期のなかで、既に言われないことまで積極的に取り組んでいる人が必ずいるはずです。常に自分を客観的に見ることができる人は、今の自分が何をすべきかがわかっています。今の自分に満足せず、いつも次のステップを考えている新人MRは、「言われないことまでやれるMR」に早く近づくことができます。

コラム：9　SFAとSFE

SFA（Sales Force Automation）

得意先の情報やMRの日報および、スケジュールなどをMRが持つモバイルを通して本社で一元管理・共有する営業支援システムことです。

このシステムは、MR活動の効率化が目的であり、また本社ではMR活動の「見える化」により、様々な角度からMR活動の解析をすることができます。

SFE（Sales Force Effectiveness）

SFEの目的は「生産性の向上」（販売額増大）です。市場データやSFAで得られた情報を活用し、ターゲティングなどのマーケティングだけでなく、プロダクト（製品）ごとのプロモーションにまで検討がなされます。

もっとも効果的な面談になるようにプロダクトごとに策定された戦略に基づき、MR一人ひとりのディテールの質を向上させ、会社全体のパフォーマンスを高めようというものです。

6　ＭＲ活動を楽しいと感じるために

One way ディテールの限界を徐々に感じてきたら、次の段階として、いま先生がおかれている状況やいま先生が何に関心があるのかを聞いてみましょう。
会社から指示された学術資材で何の工夫もなく One way ディテールを繰り返すだけでは、ＭＲ活動を楽しいと感じません。

人間は人から押し付けられているものには反発を感じ、愛着は感じません。しかし、自ら考えて工夫することで「達成感」や「充実感」を得ることができます。新人ＭＲの場合、最初は余裕がなく、ただ目先の課題をこなすだけで精一杯ですが、徐々に One way ディテールが固まってくると、自分で工夫ができるようになります。
ただし、「考え方」や「工夫の仕方」は先輩ＭＲにアドバイスを求めることも有効ですが、最終的には自分自身で見つけるものです。

まず「先生の立場に立って考えること」から始めましょう。視点を変えたり、ちょっとした工夫をすることで「先生の立場」がわかってくるようになります。「先生の立場」がわかってくると、「提案」ができます。「提案」が先生に受け入れられると「成果」になって表れます。

「新しい視点と工夫」について考えると、MR活動を楽しいと感じることができるようになります。

第11章　ＭＲであることの誇り

1　いつも患者さんを意識する

新人ＭＲの皆さん！　自社製品が処方される疾患の患者さんの苦しみを、どれくらい知っていますか？

親や兄弟が難病を抱えて苦労されたことがきっかけでＭＲを志した人が現実に多くいらっしゃいます。このような方は自分から口にすることはないですが、何かがきっかけで「そうだったんですか」と知ることがあります。患者さんが抱えている苦痛を知っているＭＲには迫力があります。

先生は日常診療で患者さんに接し、苦難や苦痛を直接聞いています。しかし、残念ながらＭＲにはそのような機会はありません。先生とＭＲの間にどうしても意識のズレが生じる原因はこの部分なのです。

先生の立場で考えてみてください。患者さんの苦痛をまったく考えないMRから自社製品のPRを聞かされて信用できますか?

MRが提供する情報の基本は、添付文書です。自社製品の知識がないとMRは務まりません。しかし、この知識に加えて、自社製品の効能・効果にある疾病や症状を有する患者さんが抱えている苦しみや不安は必ず把握しておきましょう。面談する際には、先生の後ろに患者さんがいることを、常に意識しましょう。

患者さんのことを知る方法はいくらでもあります。インターネットで調べてみる、ズバリ先生に聞いてみるなど、あなたさえその気になれば情報の入手は簡単です。書店の医学書コーナーにある「看護師向け」、「理学療法士向け」「社会福祉士(ソーシャルワーカー)向け」の本には看護の観点から患者像が描かれています。これらはわかりやすく新鮮な気持ちで読めると思います。

最も効果的に知ることができる機会として、患者さんが集まる市民講座に参加してみることです。もし直接患者さんと触れ合うことが許されるならば、「自分が、もしくは自社製品が患者さんのためにできることはなんだろう」と真剣に考えるようになるはずです。患者さんの生の声を聴くことにより、「今までの自分のMR活動はなんだったんだろう」と考えさせられるはずです。たまには自分にこのような刺激を与えてみるのもよいかと思います。

2 社会貢献を考える

患者さんが抱えている苦痛を知っているMRは、自社製品の普及により多くの患者さんが救われる、あるいは苦痛が軽減できることを知っています。これこそがMRとしての「喜び」なのです。

新人MRの皆さんにとって最初の1年間は余裕などありません。いつも業務に追われ、MR認定試験の勉強や自社製品知識の習得に多くの時間を割き、余暇を楽しむ気持ちもないはずです。ただ毎日苦しい日々が続いている、と感じている人もいるでしょう。しかし、人の命に関わる医薬品を扱うMRとして、誰もが避けて通れない道なのです。

よく考えてみてください。今あなたの努力が一人前のMRとしての基盤になるのです。先生との会話ができるだけの十分な知識を習得できたなら、「医療のパートナー」として患者さんを救えるのです。

直接患者さんと接することはできなくても、治療に参加できるのです。患者さんを救えたり、患者さんが抱える疾患の苦痛から解放できる「社会貢献」ができるのです。

先生から「君が紹介してくれた○○○を処方した患者さんから、症状が改善して感謝されたよ」というような言葉を聞いた時、「MRという職業を選んで本当に良かった」と感じます。この時に改めてMRとしての「達成感」や「充実感」を味わうことができます。

新人MRの皆さんも、早くこの「達成感」や「充実感」を味わってください。

3「医療のパートナー」として

新人ＭＲの皆さん！「医療のパートナー」を目指してください。

まずは知識です。基礎医学・薬学知識に自社製品知識、これに加えて医療制度や統計学などの周辺知識も必要です。そして、先生の立場で考えたディテールをしてください。患者さんの抱えている苦痛などの背景を意識し、最良の薬物治療方法を提案できれば、先生の信頼を得ることができます。

「医療のパートナー」として認められるのは容易ではありません。知識量だけでなく、行動力も備わっていなくてはなりません。さらには、ＭＲとしての「人間力」も必要です。ＭＲという仕事に対する情熱や真摯な姿勢、向上心、感謝の気持ちや思いやりが望まれます。そしてもっとも大事なことは、自分の仕事が社会貢献になっていることを「誇り」に感じることです。

新人MRの皆さん！　もっと未来をみつめましょう！
今よりずっと輝いている自分を想像しましょう！
「医療のパートナー」として社会に貢献しているという「誇り」を持ちましょう！

あとがき

新人ＭＲとしての1年間は、あなたの人生にとってかけがえのない経験ができる1年間になるはずです。

学生から社会人へと大きな環境の変化に加え、皆さんにはＭＲになるために越えなくてはならないハードルがいくつもあります。

導入教育では、ＭＲとして最低限の医学・薬学知識を修得するために、膨大な勉強量を求められます。実地研修後には先輩ＭＲから得意先を引き継いで、初めて「責任」を持つことになります。これは新人ＭＲにとって大きなプレッシャーになります。

新人ＭＲとしての1年間は、あれこれ考えている暇もなく追われる日々が続くはずです。余裕などまったくありません。しかし、この「余裕のない日々」があなたを大きく成長させているのです。もし1年後に自分を振り返ることがあるならば、その成長を必ず実感できるはずです。

医療に関わる仕事であるがゆえに求められるものも大きいですが、ＭＲという仕事の充実感や達成感を必ず感じとれる時が来るはずです。何より、人の命に関わっている「ＭＲとしての誇り」が２年目からのＭＲ活動にとって大きな糧になります。

ＭＲとしての誇りを持ち、輝ける人生を切り開いてください。

参考資料

MRのマナーを考える会『MRのマナー手帳―MRに求められているマナーとは』SCICUS、2008
友石和登『文献にマーカーを引いて持っていったら叱られた。なぜだろう?―MRが悩んだときに開く本』SCICUS、2011

索引

あ行

か行

さ行

た行

な行

は行

ま行

や行

ら行

わ行

欧文

新人MRマニュアル

社内新書 2

2012年11月27日　第一刷発行
2017年 3月 1日　第三刷発行

著　者 —— MRの未来を考える会
発行者 —— 落合　隆志
発行所 —— 株式会社SCICUS(サイカス)
〒167-0042 東京都杉並区西荻北4-1-16-201
電話(代表) —— 03-5303-0300
ホームページ —— http://www.scicus.jp/

ISBN978-4-903835-62-4　C3047